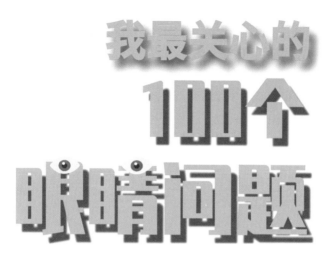

我最关心的100个眼睛问题

河南省立眼科医院 编

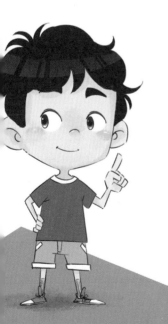

U0293763

河南科学技术出版社
·郑州·

图书在版编目（CIP）数据

我最关心的 100 个眼睛问题/河南省立眼科医院编 . — 郑州：河南科学技术出版社，2020. 10（2024. 4 重印）

ISBN 978-7-5725-0165-4

Ⅰ.①我… Ⅱ.①河… Ⅲ.①视力保护—问题解答②眼病—防治—问题解答 Ⅳ.①R77-44

中国版本图书馆 CIP 数据核字（2020）第 178581 号

出版发行：河南科学技术出版社
　　　　　地址：郑州市郑东新区祥盛街 27 号　　邮编：450016
　　　　　电话：（0371）65788613　　　65788624
　　　　　网址：www.hnstp.cn
总 策 划：马艳茹
策划编辑：牟　斌　薛　雪
责任编辑：薛　雪
责任校对：许逸舒
版式设计：刘　金
责任印制：朱　飞
印　　刷：郑州市毛庄印刷有限公司
开　　本：890 mm×1 240 mm　　1/32　　印张：7.5　　字数：170 千字
版　　次：2020 年 10 月第 1 版　　2024 年 4 月第 5 次印刷
定　　价：39. 80 元

《我最关心的 100 个眼睛问题》
编委会

前言

当今时代，科学技术突飞猛进，知识经济占据主流，科学文化成为衡量一个国家、一个地区综合实力的决定因素。为了提高全民族的健康知识水平，医学科普创作应运而生。它用通俗易懂的语言解释各种医学现象和理论，是传播医学知识的一种有效形式。同时眼健康工作已由原来单纯治疗患者扩展到面向社会、面向群体的人群保健，扩大到对疾病的预防和提高人们的卫生保健水平的社会卫生范畴，因此，做好卫生知识宣传已是眼科医务工作中必不可少的一部分。河南省立眼科医院科普团队积极作为，聚众之力，以普及科学知识为目标，广泛整理眼科相关知识，经悉心筛选数月，终整理汇编成册，形成《我最关心的 100 个眼睛问题》一书，具有一定的阅读和参考价值。

本书以问答的叙述方式为主，书中还添加了卡通图示、流程导图等特色示例。介绍了眼睛的解剖结构、生理功能、眼科检查等方面的基本知识和眼科常见疾病的病因、临床表现、诊断治疗及预防保健方法。包括读者关心的白内障、青光眼、屈光等十三大常见眼睛问题。对与老百姓生活息息相关的眼科常见误区进行解释，并阐明背后蕴含的科学道理。

本书旨在引起读者的共鸣和兴趣，推动我国大众健康素养的提升，为构建"健康中国"添砖加瓦。由于成书时间有限，书中可能存在错漏、疏忽之处，敬希读者和专家批评指正，以便在今后修订中予以修正和完善。

河南省立眼科医院常务副院长

目录

白内障问题篇 ···1

雾里看花——带您认识白内障！ ·············2

不可忽视的白内障信号有哪些？ ···········5

白内障？老花眼？别再傻傻分不清 ·········7

新手爸妈，警惕孩子身边的"光明杀手" ·····9

白内障日常防护与延缓 ·····················11

药物治疗白内障只是安慰剂吗？ ··········13

做好白内障手术，您的配合很重要 ·······15

白内障手术知多少 ·························17

青光眼问题篇 ···19

一个沉默的小偷——青光眼 ···············20

关于先天性青光眼，你知道多少？ ········22

关灯还在玩手机？小心得青光眼 ··········24

怀疑得了青光眼？教你一招自己检查 ·····27

突然头痛欲裂、恶心、呕吐？你可能得了这种青光眼！ ·····29

我眼压不高，可能是青光眼吗？ ··········31

没事太爱打麻将？小心眼睛遭了殃 ········33

焦虑的人更容易患上急性闭角型青光眼，是真的吗？ ·······35

青光眼会不会传染？会不会遗传？ ········38

得了青光眼，生活中要注意些什么问题呢？ ……………………40

屈光问题篇 ………………………………………………………43

孩子近视早知道 ……………………………………………44

你和眼镜之间，隔着医学验光 ……………………………47

该戴而不戴眼镜的危害更大 ………………………………49

视力模糊一定是近视吗？不一定！ ………………………51

选眼镜，大学问 ……………………………………………55

眼镜也有保质期？ …………………………………………57

预防青少年近视有妙招 ……………………………………60

神奇的角膜塑形镜 …………………………………………62

眼睛老花知多少 ……………………………………………66

摘镜攻略，速来围观 ………………………………………70

眼底内科问题篇 …………………………………………………73

"眼中风"是怎么一回事？ …………………………………74

别让名字骗了你，葡萄膜炎很可怕！ ……………………77

警惕中老年人的"视力杀手"——年龄相关性黄斑变性 ……79

头部受碰撞，警惕外伤性视神经病变！ …………………84

一只眼"犯错"，为何另一只眼也"自我毁灭"？ …………86

隐形的视力杀手——关于视神经炎的那些事儿 …………87

眼睛内的"弓蛔虫历险记" …………………………………89

眼底外科问题篇 ························93

眼睛出现这些症状需及时就医 ·············94

视网膜脱离真可怕！ ·····················96

警惕高度近视引起的眼底病变！ ···········98

高度近视必看，这几样事不宜碰 ··········100

年年查查眼，别掉入"甜蜜的陷阱" ·······102

不容小觑的新生儿眼底筛查 ··············104

如何尽早发现宝宝眼疾？ ················106

眼前的"不明飞行物"惹人烦——带你了解飞蚊症 ·········107

眼睛里的"飞蚊"需要治疗吗？ ··········109

这个病竟然如此可怕——急性视网膜坏死综合征 ·········111

角膜、结膜问题篇 ·······················113

神秘的"珍珠"——角结膜皮样瘤 ········114

警惕近视"伪装者"——圆锥角膜 ········116

来自角膜的"深情告白" ·················119

"飞叶伤人"带来角膜溃疡 ··············120

误入桃花源，警惕结膜炎 ················123

眼睛与螨虫不得不说的秘密 ··············126

眼睛长"翅膀"是一种怎样的体验？ ·······128

延续光明，烛照黑暗 ····················130

眼整形问题篇 ·························133

睫毛倒了竟然是种病？ ··················134

小小倒睫危害大 ···············135

先天性上睑下垂的危害 ···············137

上睑下垂如何治疗？ ···············138

关于上睑下垂的手术有哪些误区？ ···············139

眼外伤问题篇 ···············141

生活中常见的角膜外伤，你了解了吗？ ···············142

小小灯管危害大 ···············145

万万没想到，学习用具也能伤害孩子的眼睛 ···············147

石灰眯了眼睛，伤害可不小 ···············148

爆竹声中辞旧岁，别让眼睛遭了罪 ···············150

如何正确防范儿童眼外伤？ ···············152

一不小心成了"熊猫眼"？ ···············154

眼球穿通伤会自己愈合吗？ ···············156

泪道问题篇 ···············157

见风流泪，只因我对这片土地爱得深沉？ ···············158

流泪只是泪道阻塞的冰山一角 ···············160

宝宝满含泪水，家长需谨慎！ ···············162

为什么她总是泪眼蒙眬？ ···············165

做好个人卫生，让你远离泪道阻塞 ···············167

小儿弱视、斜视问题篇 ···············169

不可不知的小儿弱视 ···············170

弱视就是近视吗？ ………………………………………… 171

长时间用眼，还要警惕突然"斗鸡眼" ………………… 173

带你认识小儿斜视 ………………………………………… 175

教你几个小妙招，在家也能查孩子斜视 ……………… 177

小儿斜视危害知多少 ……………………………………… 179

迷茫！斜视的孩子几岁手术好？ ……………………… 181

斜视需要配镜还是手术，傻傻分不清楚？ …………… 183

弱视、斜视常见问题你问我答 ………………………… 184

眼表问题篇 ……………………………………………… 185

干眼症，熟悉的"陌生人" ……………………………… 186

雾霾和干眼的纠缠 ………………………………………… 188

糖尿病也与干眼症相关？ ……………………………… 190

把干眼症扼杀在摇篮里 ………………………………… 191

手机刷不停，小心霰粒肿 ……………………………… 193

合理用眼，远离视疲劳 ………………………………… 194

小小眨眼学问大，原因背后有说法 …………………… 196

网红眼药水真的名副其实吗？ ………………………… 199

点眼药水，你真的会吗？ ……………………………… 200

眼眶问题篇 ……………………………………………… 203

怒目圆睁，有可能是患了这种眼病 …………………… 204

为什么他看起来一直在生气？ ………………………… 206

和甲状腺相关眼病打一场持久战 ……………………… 209

得了甲状腺相关眼病，我该怎么办？ ·············211

可能致命的眼科急症——眼眶蜂窝织炎 ·············214

面部三角区，痘痘不可随意挤 ·············216

眼肿瘤问题篇 ·····································219

一场没有硝烟的眼睛保卫战 ·············220

保命还是保眼，由你不由天 ·············221

化疗期间，孩子如何吃才能加强营养？ ·············223

基因诊断为哪般？ ·············225

是美人痣还是眼部毒瘤？ ·············226

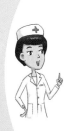

白内障
问题篇

雾里看花——带您认识白内障！

您知道吗？随着年龄的增长，白内障，可能是每个人都要面对的疾病，就像人都会长白头发一样，是每个人都绕不开的坎。在世界致盲眼病中，白内障居首位，危害可不小。

想要了解白内障，首先要来认识一下眼睛中重要的部分——晶状体。

晶状体是什么？

晶状体是一个有弹性的凸透镜状组织，光线透过晶状体才能看清楚东西。人们既能看远又能看近，全依赖于晶状体的调节，眼睛的晶状体相当于照相机的镜头。

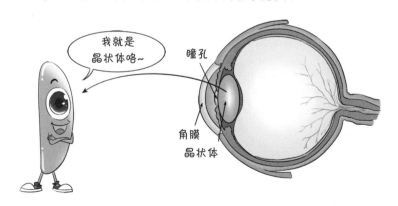

晶状体和白内障有什么关系?

由于晶状体变混浊,光线无法透过混浊的晶状体,从而引起视力下降即为白内障。

也就是说,引发白内障的罪魁祸首就是混浊的晶状体!

晶状体也会退休!

晶状体处于眼内液体环境中,下图中影响眼内环境的因素,都可能引起晶状体透明度下降,导致白内障的形成。

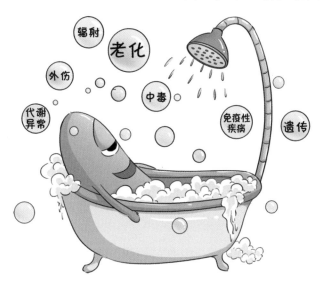

于是,晶状体就这样光荣"退休"了!

白内障的家族成员

白内障的根源是晶状体的混浊,根据病因可以分为老年性白内障、外伤性白内障、药物性白内障、先天性白内障。

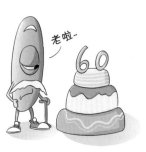

老年性白内障

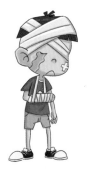

外伤性白内障

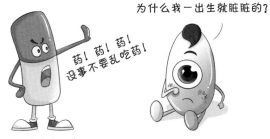

药物性白内障

先天性白内障

白内障的危害大

得了白内障是不是就要失明了？

答案是：非常有可能！白内障是一种常见的眼病，是我国甚至是全世界主要的致盲原因之一。如果白内障得不到治疗，视力会越来越差，可能会引起青光眼，甚至是失明。

不可忽视的白内障信号有哪些?

我们常常能看见皱纹随着年龄的增大留下岁月的痕迹,殊不知,眼睛也会随着岁月的流逝而逐渐模糊。老年性白内障——这个几乎每个人都会得的致盲性眼病,是老年人视力的头号杀手。在生活中,身体发出的哪些信号,可以让我们及早发现、及早治疗白内障呢?

在白内障早期,患者可能出现以下症状:

(1)视力下降,视物模糊,看东西像隔着一层雾。

(2)看远处觉得有重影、虚化,甚至感觉看东西变形。

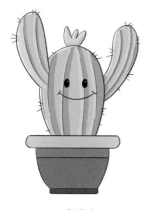

正常视力

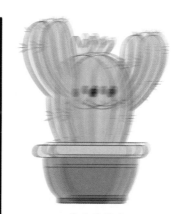

白内障视力

（3）畏光，甚至出现虹视，即盯着光源看时，出现彩色光圈。

（4）眼睛老花程度减轻。部分老年人平时戴老花镜才能看清事物，但突然发现不需要戴老花镜看事物也很清楚了。其实这是一种短暂的假象，只能维持1~3个月，随着白内障的继续发展，眼睛的老花现象又会重新出现，是白内障的早期症状之一。

收到这些信号，要尽早去医院检查，及早就诊治疗。

白内障？老花眼？别再傻傻分不清

　　白内障和老花眼都是中老年人常见的眼睛问题，这两者虽然都是视物不清，但是两者对身体的危害差别还是很大的。对于一些老年人来说，常常把视力下降当成了老花眼，殊不知，真正的"元凶"很可能是白内障，而白内障是需要及早发现、及早就医治疗的。

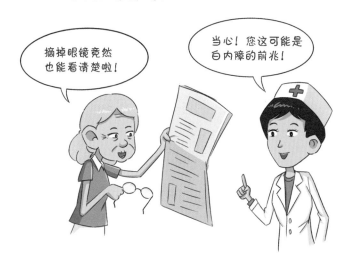

　　那么，如何区分白内障和老花眼呢？

　　前面我们已经了解，白内障是一种病理性眼睛疾病；老花眼则不算眼病，是由于年龄增大而导致的眼内睫状肌的功能减退，进而视力下降的正常生理现象。通俗地讲，眼睛好比一架照相机，白内障是指镜头变混浊了；老花眼则是指这架照相机的自动调焦功能减退直至消失的过程。老花眼是一种正常的生理现象，每个人都可能出现。

白内障因为混浊的晶状体遮挡了光线的进入，看远、看近都看不清楚。老花眼则表现为看近不清，看远无明显影响，如果近距离视物工作（如看书、读报、做针线活等）不多，则对生活的影响相对较小。

两者的危害也不同。白内障不仅会影响日常生活，而且会引发诸如青光眼、失明等严重的眼睛疾病；而老花眼会伴有眼胀、头疼等视疲劳症状，但引发其他眼病的可能性小。在治疗方面，白内障需要通过手术的方式进行治疗，而且目前手术是治疗白内障的唯一方法；而老花眼只需要到专业的眼科医院进行科学的验光，然后选择配一副合适的老花镜即可矫正。

由病例数据可知，几乎所有的"老花眼不花"的现象都是由白内障引起的，一旦出现就要警惕白内障的发生，及早去医院检查，以免耽误最佳治疗时机。

新手爸妈，警惕孩子身边的"光明杀手"

　　提起白内障，人们通常会认为这是老年人才会得的病。其实，除了老年人，新生儿也会得白内障，即先天性白内障。什么是先天性白内障？简单来说，是指出生后即存在，或者出生一年内形成的白内障。

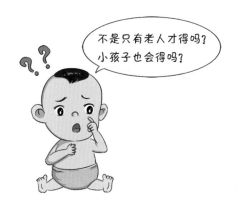

不是只有老人才得吗？
小孩子也会得吗？

先天性白内障危害知多少

　　先天性白内障是非常严重的儿童致盲性眼病，会导致患儿视力的丧失。也可能导致弱视，表现为患儿单眼或双眼视力低于正常水平，并且不能通过戴镜矫正来提高。如果不及时手术，那么患儿很有可能出现永久性视力下降，甚至失明。

　　眼睛是心灵的窗户，孩子通过眼睛去认知世界，如果这扇窗户被遮挡或者损害，这将严重影响孩子的未来。

孩子还小，家长如何尽早发现？

（1）新生儿眼部疾病筛查。新生儿特别是早产儿，在出生1个月后，应到医院进行先天性白内障以及早产儿视网膜病的筛查。

（2）观察孩子的瞳孔。这是许多家长最先发现异常的地方：孩子的黑眼球中央呈现白色，缺乏光泽。

（3）畏光。尤其是在光线较强的地方，孩子无法睁眼，出现眯眼、哭闹等现象。

（4）视力差。孩子眼睛无神，不能注视物体或追随灯光，喜欢近距离或眯眼看东西、歪头看电视。

（5）斜视。部分孩子的眼睛出现向内、向外偏斜，或"斗鸡眼"的情况。

（6）眼球摆动。注视物体时，眼睛不能像钟摆一样有节律地摆动。

家长们如果发现孩子有上述异常表现，应及时就医，明确诊断，如果错过了最佳治疗时机，会影响孩子视神经的发育，对视功能造成不可逆转的伤害。

准妈妈应该怎么做？

孕前3个月做到生活有规律，不吸烟，也不"被动吸烟"，不喝酒。孕期平衡饮食，多吃维生素丰富的食物，补充叶酸、微量元素等，预防由营养不良引起的孩子先天性白内障。孕期预防感冒、风疹等疾病，避免不当用药，尤其要避免使用可以通过胎盘进入胎儿体内的药物，用药应遵医嘱。同时，注意定期产检。

白内障日常防护与延缓

我们已经知道，随着年龄增长，白内障将是每个人都可能要面对的疾病，目前治疗白内障唯一的有效方法是手术治疗。很多人就问了，那日常生活中有没有方法预防白内障呢？

答案是：没有，并没有完全阻止和预防白内障的方法。因为白内障和年龄相关，我们无法阻止一个人慢慢变老，所以没有办法让白内障不发展。不过，我们可以通过调整日常的饮食、行为习惯进行眼睛养护，一定程度上延缓晶状体混浊，保护视力。

减少强光刺激

紫外线长时间照射眼睛易导致白内障，如果从事户外活动比较多，可以戴遮阳帽或深色墨镜，以减少强光对眼睛的刺激。

积极防治慢性病

糖尿病等慢性病易并发白内障，日常应控制血糖稳定。

保持心情舒畅，锻炼身体

避免过度的情绪刺激和波动，保持心情愉快。锻炼身体，提高免疫力，有利于白内障的稳定。

调整饮食结构，适当补充维生素和微量元素

饮食以清淡、富有营养的食品为宜，尤其应从食物中摄取充足的维生素。应多吃蔬菜、水果、鱼肉、动物肝脏、蛋类等。少食辛辣、油腻之物。中医认为，老年性白内障多属肝肾精血亏虚，不能涵养眼睛所致，刺激性食物多会耗损阴精，加重病情。

避免眼睛受外伤

眼睛如果受外伤也可能会引发白内障，所以一旦眼睛受伤，请及时就医。

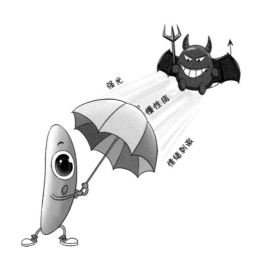

药物治疗白内障只是安慰剂吗?

得了白内障，您是不是迫切地想知道白内障怎么治疗？是滴眼药？是口服药？还是手术治疗？

药物治疗只是安慰剂

临床试验证实，药物不能使已混浊的晶状体转为透明，从而治愈白内障。迄今为止，对白内障的治疗尚无特效药，所谓的药物治疗只是安慰剂。

了解手术过程让您更放心

乍一听治疗白内障需要手术，您难免紧张害怕，了解了手术的过程，您可能就没那么担心了。

白内障手术均采用微创切口，手术通过透明角膜的一个微小切口，完成混浊晶状体的超声乳化，并将其吸出眼外，然后通过此切口植入人工晶状体，手术无须缝合。手术切口小，损伤少，安全性高，术后视力恢复快，基本无疼痛。

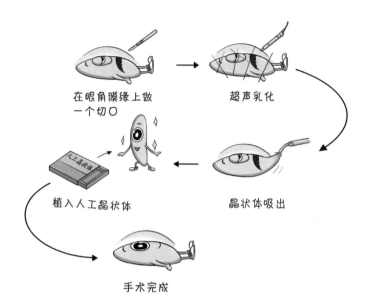

在眼角膜缘上做
一个切口

超声乳化

晶状体吸出

植入人工晶状体

手术完成

　　现在您了解该如何正确地治疗白内障了吧。守护光明，让我们一起用正确的方法赶走白内障。

做好白内障手术，您的配合很重要

前面我们已经知道，白内障手术是一个技术非常成熟的微创手术。只要是在正规的医院，找专业的医生，手术一般是比较安全的。其实，您的配合，更是手术顺利进行，并达到一个很好的治疗效果非常关键的因素。

您是不是迫不及待地想知道该如何配合医生进行手术了？

保持"佛系"心情

临床上，白内障手术已经非常成熟，手术时间约 5 分钟，切口小，术后视力恢复快且稳定，术后不会有明显的不适感，所以术前请您放轻松。

做好个人卫生

手术前洗澡、剪指甲、剃胡须，保持卫生可减少感染的发生。手术当天不化妆、不涂面霜和眼霜，若为长发，可将头发分别扎于耳朵两边，不涂唇膏，不染指甲。

正常用药

糖尿病、高血压及心脑血管疾病患者，手术前后按医生建议吃药，不可擅自停药，如有特殊用药，请听从医生的建议。

轻装上阵

术前取下活动性义齿、假发、头饰、框架眼镜、隐形眼镜等随身物品并交由家属保管。术前排空大小便，以免术中想上厕所影响手术。术中勿乱动，有特殊情况先举手示意。

术前固视训练

白内障手术一般采用表面麻醉，并不麻醉眼外肌，但在整个手术过程中您会有自主的眼球运动，尽管医生可以通过工具对眼球进行一定程度的固定，但在实际手术中常常因眼球的活动而影响手术的进行，甚至导致虹膜脱出、后囊破裂等并发症的发生，所以术前的固视训练尤为重要。

固视训练的具体做法是：平躺在床上，两手自然放于身体的两边，遮盖健康眼，患眼注视天花板上的光源10秒，时间尽可能长，可以眨眼但不可左右转动眼球，训练时注意放松。每天训练至少4次，每次训练5分钟。

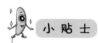 小贴士

白内障手术知识要点

白内障手术精又巧，　　　手术大概5分钟，
术中配合很重要。　　　　请您全身放轻松。
固视训练少不了。　　　　自我调节情绪稳，
平躺遮盖健侧眼，　　　　疼痛可告知医生。
患眼注视灯光看，　　　　手放两侧莫乱动，
盯着光源可眨眼，　　　　乱动身体手术停。
眼球不可随意转。　　　　勿打喷嚏勿咳嗽，
一次训练5分钟，　　　　特殊需要手先行。
术前练上四五遍。　　　　您的配合很重要。

白内障手术知多少

视力突然下降，是得了白内障吗？

不是，白内障视力是逐渐下降的，视力突然下降应及时就医检查是否患了其他眼部疾病。

白内障要等"熟"了才能做手术吗？

白内障"熟透了"再做手术是二三十年前的观点。其实，这是个误区。因为那时候眼科显微手术技术还没有现在这么精湛，设备也没有现在好，那时的白内障手术风险较大，并发症较多，所以要等到彻底视物不清了再做手术。现在白内障手术已经很成熟了，手术风险非常低，反而做手术太晚更容易造成手术并发症。只要白内障影响到您的工作或者生活了，即可进行手术治疗。

白内障"摘除"后，还得在眼睛里放个"片片"？

是的，那个"片片"叫作"人工晶状体"，它是有一定度数的透镜，像照相机镜头一样能够使外界物体清晰投射到眼底视网膜上，这样才能使眼睛看得清楚。

人工晶状体放在眼睛内能用多少年？还用换吗？

人工晶状体的设计，是让人终身使用的，没有特殊情况是不用取出来再重新植入的，也就是说，一辈子就放一次。

怎么选择人工晶状体？我家不差钱，哪个"片片"贵给我装哪个！

植入的人工晶状体类型需要根据患者的眼部检查结果，结合患者的生活状态、工作性质等综合考虑决定的。医生会给出专业的建议，记住一句话"最贵的不一定最好，最好的不一定最适合"。

做完手术，就一定能看清楚了吧？

我们的眼睛就像一架照相机，白内障手术就相当于把照相机镜头更换了一下，但是照相机拍出照片的清晰度不仅与镜头有关，还与照相机内许多部件有关，这些因素都会影响到成像的质量。如果患者除了有白内障外，还有青光眼、眼底疾病等，就相当于照相机底片出了问题，这样即使"更换了镜头"，做了白内障手术，由于"底片问题"，术后视力也不一定能够提高！

做完手术需要复查吗？

复查是必需的，一般需要在手术后的 1 周、1 个月、3 个月来医院复查。术后一定要注意眼部卫生，避免术眼挤压碰撞，按照正确的方法给术眼用药，饮食宜清淡、预防便秘，避免低头、憋气，避免眼部进入污染物。

做完白内障手术，还会复发吗？

一般不会复发，人们常说的复发性白内障，是装人工晶状体的囊袋混浊了，并不是真的复发，只需要进行一次激光治疗，视力就能恢复了。

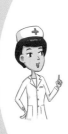

青光眼
问题篇

一个沉默的小偷——青光眼

很多人得了青光眼，却不知道青光眼是什么，其实，青光眼就是个"小偷"，一个不声不响就偷走你光明的小偷。

青光眼是世界主要致盲眼病之一，是一组以视神经萎缩影响视野范围的疾病，病理性眼压增高是其主要危险因素。简而言之：眼球就像是一个轮胎，眼压相当于内胎对外胎的压力，内胎充气越多，外胎承受的压力越大，只有合适的压力才能保证轮胎良好的性能。

而视神经就像是长在内胎和外胎之间的不可再生的小草，若压力长时间过大，视神经会不可逆地受损。视神经受损，则会产生相应的视野缺损，视野缺损就是眼睛看到的空间和范围的缺失。青光眼的视野缺损有一定的特征性，一般随病程的进展会有旁中心的暗点、鼻侧阶梯、弓形暗点、环形暗点、管状视野等。

下图为正常视野及管状视野缺损示意图。

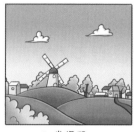 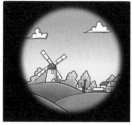 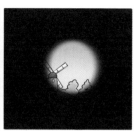

正常视野　　　　　　早期管状视野　　　　　晚期管状视野

由于青光眼患者的中心视力较好，一般验光检查时，视力正常，不易察觉。但当你长时间阅读后出现头痛及眼胀、眼痛的症状，或者视力逐渐下降，验光配镜不能提高视力，且视野逐渐缺失时，请及时去眼科就诊。

关于先天性青光眼，你知道多少？

　　我叫乐乐，今年 5 岁了，我有一双很漂亮的大眼睛，从小身边的人都说我的眼睛又大又圆，像葡萄。但是突然有一天，一个医生叔叔告诉妈妈，需要带我去医院检查一下，怕我得了什么先天性青光眼……

　　我是乐乐的妈妈，从小因为孩子的大眼睛而自豪，但这次去医院检查完，医生却告诉我，乐乐是先天性青光眼，且右眼现在只有管状视野。我很爱我的孩子，却因为无知害了孩子，要是能早知道孩子有青光眼，早点进行治疗该多好啊……

　　先天性青光眼是由于胚胎时期眼球发育障碍，造成眼内压升高的一种眼病。由于婴幼儿眼球壁正在发育，在高眼压下眼球可能长得异常大，外观黑眼球乃至整个眼球会明显更大，甚至状似"牛眼"。

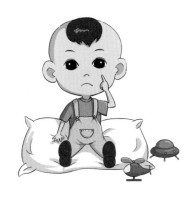

因为婴幼儿还不会表达，不能清楚地告诉家长他有眼胀、眼疼、看不清楚东西等症状，但他会通过其他方式表达他的不舒适，比如常用手揉眼、烦躁、喜欢埋头。严重者，在一般光线下也表现出畏光，强光下，患儿更是将面部隐藏在母亲怀中。病情加重时，畏光、流泪症状会突然加重，患儿会突然哭闹、埋头、不愿睁眼。

从外观看，患儿的眼球会增大，"黑眼珠"会扩大、发白或者发灰色，有白线状混浊，尤其是单眼发病的患儿，可见两个黑眼珠大小明显不一样，可能还会有"白眼珠"发蓝的现象。

先天性青光眼能在早期明确诊断，及时手术，是很重要的。约 80% 的先天性青光眼患儿在经过手术治疗后，可以较好地保留已有的视野。

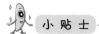

> 眼睛异常大，实在太可怕。
> 揉眼流泪喜埋头，畏光烦躁爱哭闹。
> 警惕青光眼，以免悔终生。

关灯还在玩手机？小心得青光眼

是不是经常晚睡？是不是睡前不玩一会儿手机，就觉得这一天不完整？是不是玩手机的时候还不开灯？那你可得注意了，别让"小偷"盯上了你的视力。

当今社会，熬夜几乎成了年轻人的"必修课"，关灯之后躺在被窝里玩一会儿手机，似乎是睡前的一个必然步骤了，而这一个不经意的举动，却会给你的眼睛带来严重的负担，甚至是不可逆转的视力丧失。

所以，不要在黑暗中玩手机啦！

在大多数人的印象里，青光眼都是老年人才得的病。很多上了年纪的爷爷奶奶一辈子精打细算，为了省电经常晚上看电视不开灯，长此以往造成了青光眼。但现在许多疾病趋向于年轻化，青光眼已不是中老年人的"专利"，它正悄悄潜入你的生活里，在无声无息之间可能正在吞噬你的视力。

说到这里，你可能会问了，不就是晚上睡觉前玩一会儿手机，怎么会这么严重？回答这个问题前你要先了解一下眼球的构造。

人的眼球内是一个液态环境，睫状体会产生一种透明液体，即"房水"，为眼睛的虹膜、角膜、晶状体提供营养，就像血液向全身输送氧气和营养物质一样。

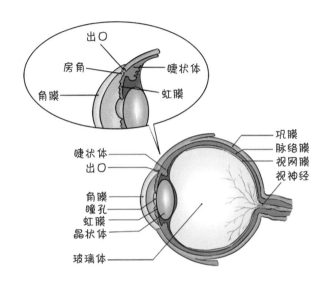

　　而通常情况下，我们的瞳孔在光线强时变大，光线暗时变小，这是它对光线的正常反应。在傍晚或昏暗的环境下，长时间近距离阅读或看电视的时候，瞳孔会保持放大的状态，正是房水从后房进入前房阻力最大的时候。房水排出受阻，眼压急剧升高，很有可能引起青光眼急性发作。

　　简单来说，就像是河道上游开了闸，下游却不放水，水库里水量暴增，对堤坝产生了过大的压力，最终带来不可挽回的后果。它会一点点"偷走"视力，让你的视野越缩越小，甚至失明。此外，眼压升高还会损害视神经，引起视野变小，视神经萎缩。

　　更可怕的是，青光眼造成的视野缺损、视力下降等是不可逆的，在青光眼的世界里没有"后悔药"。也就是说，一旦被诊断为青光眼，以目前的医学技术是不可能使视功能恢复到正常水平的，医生能做的就是控制青光眼不再发展，并对剩余视功能进行有效的康复治疗。请你在生活中保持健康的生活习惯，正确认识青光眼，并争取做到早发现、早诊断，合理治疗，避免失明。

怀疑得了青光眼？教你一招自己检查

当大家了解到一种疾病的症状表现时，总是忍不住往自己身上联想，怀疑自己会不会有这种疾病。前面大家了解了青光眼的相关知识，是不是也与自身对比过了？那下面就教大家几招。

如何简单辨别青光眼？

首先要回忆一下，您在日常生活中有没有以下表现：

（1）眼睛所能看到的范围变小。随着病情的发展，眼睛能看到的范围向心性缩小，或者靠近鬓角处，总有块小黑布遮挡，且小黑布随着头部移动而移动。

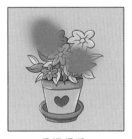
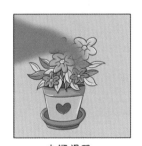
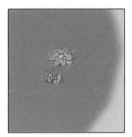

早期视野　　　　　中期视野　　　　　晚期视野

（2）容易产生视觉疲劳。在生活或工作中，压力稍大时就会头痛、眼胀、流泪、视物模糊且视觉疲劳感明显。日常生活中会有异物感、鼻根部酸痛等现象，休息一段时间情况好转，或视力进行性下降，出现虹视现象。

（3）恶心、呕吐。通常在眼胀的同时会有头晕、头痛、恶心、呕吐的现象，有些人可能以为自己得了急性胃肠炎、偏头痛、重感冒等，但其实可能是眼压升高所致。

指测法自测眼压

指测法可帮您自测眼压。自测者闭上双眼，眼球向下转动，双手食指尖按压上眼皮，感受眼球的硬度。

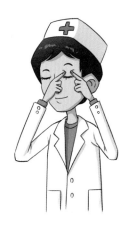

若眼球的硬度和嘴唇的硬度相近，说明眼压低于正常范围。

若眼球的硬度和鼻尖的硬度相近，说明眼压正常。

若眼球的硬度和额头的硬度相近，说明眼压高于正常范围。

若您的眼睛有视野缩小的症状，或眼球硬度和额头硬度相近，建议您立即前往眼科就诊；若您容易产生视觉疲劳或经常眼胀、头晕的症状，建议您尽快去眼科进行相关检查。

突然头痛欲裂、恶心、呕吐？
你可能得了这种青光眼！

在眼科急诊你可能经常看到这样的场景：一位阿姨，满眼泪光、面色痛苦地抱着垃圾桶狂吐不止；或者一位叔叔坐立不安、手敲打着额头、异常痛苦……不知道的人可能会问：这种症状怎么在眼科看病呢？这是因为，他们得了急性闭角型青光眼。

小贴士

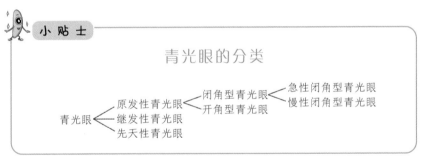

什么是急性闭角型青光眼？

急性闭角型青光眼是青光眼的急性发作，是由于各种因素造成眼压突然升高，会有眼球胀疼、眼红、看东西模糊的症状，夜晚可在灯光外圈看到彩虹样的光环（又称为虹视），还会有头痛、恶心、呕吐等症状，且高眼压造成的视力丧失不可挽回，需立即到医院就诊。

如何避免青光眼的急性发作?

（1）避免情绪的较大波动，如悲伤、愤怒、受到精神刺激等，而极度疲惫、用脑过度、睡眠不足、暴饮暴食等也可诱发闭角型青光眼的急性发作。概括为一句话：戒骄戒躁，心态平和；劳逸结合，规律生活。

（2）避免长时间待在较暗的环境下，屋内光线不足时，及时取下墨镜，夜晚或者阴天时，要保证所在场所光线充足，在电影院看电影时，每半小时要到光线充足的地方待5~10分钟。一句话总结就是：工作休闲，光线足足；眼睛不累，生活美美。

我眼压不高，可能是青光眼吗?

眼压不高就一定不是青光眼吗？还真不一定。这不，今天青光眼门诊部就来了这样一个小伙子，当大夫告知他得了青光眼时，他疑惑地说："我眼压又不高，怎么可能得了青光眼？"

相信很多人都有这样的疑惑，提到青光眼，我们脑海中都会这样想：青光眼就是眼压高，眼压高就是青光眼。殊不知，这种说法是不准确的。那青光眼和眼压之间到底是什么关系呢？

浅析眼压

我们在前文中，把眼压比喻成轮胎内胎对外胎的压力，视神经是长在内、外胎之间的不可再生的小草，房水可简单理解为内胎内的气体。内、外胎压力的大小是由内胎内的气体决定的，眼压的可控因素主要是房水的多少。

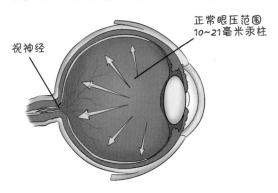

视神经

正常眼压范围
10~21毫米汞柱

眼压不高，却是青光眼

虽然患者的眼压不高，但确诊为青光眼，是由于眼睛承受压力的能力比较弱，以至于视神经不能承受所谓的"正常的眼压"而受损。就像是轮胎厂家不一样，质量不一样，内胎内充的气体还不多的时候，内、外胎之间的小草都已经被挤死了。

眼压高，却不是青光眼

高眼压症是指眼压虽然超过了正常范围，但是眼底却没有出现视神经的损害及视野缺损的一种状态。就像是内胎内充了过多的气体时，由于内胎的弹性较好，内、外胎之间的小草还可顽强生长。但是，高眼压症的人，一定要定期复查，一旦发现有眼底的变化，应立即治疗。

那什么样的症状才会被诊断为青光眼呢？

既然眼压的高低和得不得青光眼没有绝对的关系，那什么样的症状才会被诊断为青光眼呢？对了，青光眼诊断的金标准是要看视神经是不是受到了损伤，就是看内、外胎之间的"小草"是不是受到了损害。

没事太爱打麻将？小心眼睛遭了殃

在热爱打麻将的同时，有没有想过你的眼睛会因此遭殃？这不，52岁的杨阿姨连着被和了6局之后，就一阵头晕目眩，眼前一黑！到了医院才知道杨阿姨得了青光眼。那么，为什么打麻将也会患上青光眼呢？

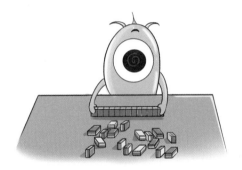

这主要是因为我们在打麻将的时候，注意力高度集中，长时间目不转睛地盯着牌，时间长了，眼睛就会疲劳、干涩、不舒服，引起眼压的升高，而眼压升高就会压迫视神经。因此老年人的青光眼大多是原发性闭角型青光眼，且多发生在情绪起伏较大的50岁以上的中老年人身上。其实不光是打麻将眼睛劳累这一个原因，再加上久坐在相对密闭空间中吸烟或"被动吸烟"，也会诱发老年性黄斑变性，继而引发其他的眼睛问题。

那我们该怎么预防呢？其实，对于青光眼而言，最重要的就是要有一个好心态，乐观平和，尽可能减少暴躁、悲伤的情绪出现。当然了，我们也可以适当参加体育锻炼，像慢跑、散步等都是可以的，一定要避免长期待在密闭的空间，尤其是暗室，一定要多出去走走，呼吸一下新鲜空气，才能更好地保护我们的眼睛。

其实除了打麻将，其他的一些长时间使精神高度紧张、情绪大起大落、过度用眼的活动都有可能诱发青光眼。所以，要记得生命在于运动，多出去走走，保持好心情。当然了，一旦发现了疑似青光眼的症状，一定要立刻到正规医院就诊，切不可拖延病情！

焦虑的人更容易患上
急性闭角型青光眼，是真的吗？

听说"暴脾气"更容易患青光眼，是真的吗？

是真的，焦虑、有强迫症的人更容易患青光眼，特别是情绪不稳定、极易焦虑暴躁的Ａ型性格的人，患青光眼的概率会比其他人高很多。

这不，张大妈平时脾气比较火爆，一点小事都能点燃她愤怒的小火苗。今天午饭时又和老伴儿吵了起来，但是这次和平时不一样，吵完之后，她头痛欲裂，难以忍受，随即来医院就诊，被诊断为急性闭角型青光眼。

青光眼是眼科公认的心身疾病，青光眼的发生、发展及转归与心理因素密切相关。大量的研究表明，患有青光眼的人在性格上更偏向于焦虑、紧张、不安、抑郁、强迫、不乐观等，对抗冲击的能力较弱、且常常逃避或拒绝接受压力。

且研究表明，Ａ型性格与青光眼的发生具有相关性，Ａ型性格的主要特点是个性强、急躁、易冲动、好胜心强，时间紧迫感、匆忙感较强，有过分的抱负和敌意。

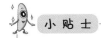

小贴士

人的性格分类

人的性格按其不同的分类标准可划分为多种类型，如内向型、外向型，A 型、B 型，理智型、情绪型等。按人的行为方式，即人的言行和情感的表现方式可分为 A 型性格、B 型性格和 C 型性格。A 型性格的人脾气比较火爆、有闯劲、遇事容易急躁、不善克制、喜欢竞争、好斗、爱显示自己才华，对人常存戒心等。

心理紧张、情绪不稳定的人，易于出现血管痉挛、血黏度升高、血压上升、眼压波动大等生理变化，不仅会诱发青光眼的急性发作，还会导致视神经供血不足、供氧减少，加速视神经的损害，使青光眼的病情进一步恶化。

那在生活中，我们又该如何使自己的情绪处于平稳的状态呢？

多与人沟通

有些时候，我们处在紧张焦虑的情绪时，可以通过聊天的方式寻求家人、朋友的支持，聊天内容可能与焦虑源无关，却有利于内心焦虑的排解。

学会借助外物转移注意力，积极参加户外活动

在日常生活中，每天坚持户外活动，是非常好的释放压力的方式，比如每天在固定的时间散步、跑步、游泳等，劳累可以暂时取代焦虑，且有助于睡眠。另外，还可借助做家务、听音乐、做饭来缓解焦虑。

把恐惧感逐渐排除

集中精力于当下做的事情，不要对结果过分担心。在一场大型的比赛之前，你认为谁的焦虑更大？比赛中取胜的人，还是落败的人？有学者曾对此进行研究，结果表明，两者的焦虑程度是一样的，而取胜者和落败者之间的差别在于

怎样应付焦虑。

落败者比赛前只剩下害怕，使自己陷入恐慌的状态；而取胜者只集中精力在自己要做的事情上，将比赛分割成每个细节的步骤，想象自己如何完成每个细节。

学会欣赏自己

害怕自己不如别人，是引起我们焦虑的主要因素，要和别人相处愉快，也要接纳自己。当感到焦虑来袭时，可以采用暗示的方法，告诉自己"我可以、我一定可以、我能行"，这样可以赶走焦虑，很快使自己平静下来。

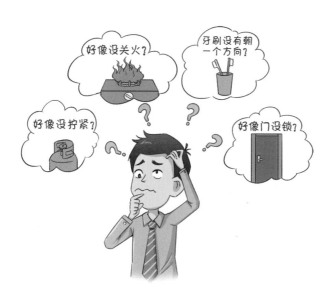

青光眼会不会传染？会不会遗传？

首先要告诉大家，青光眼是不会传染的，但青光眼的发病有一定的家族聚集性，呈现一定的遗传模式。

原发性开角型青光眼有明显的遗传特征，但遗传方式非常复杂，仅有 10% 病例呈现经典的孟德尔遗传定律，其他的则可能是多个基因相互影响，或者是遗传因素与环境因素相互作用的结果。

研究结果表明，原发性闭角型青光眼患者的一级亲属的发病率为普通人的 6~9 倍，说明遗传因素是原发性闭角型青光眼的危险因素之一，其遗传模式主要为常染色体显性遗传或多基因遗传，但是其致病基因尚不清楚。

小 贴 士

什么是遗传性疾病？

遗传性疾病是指完全或者部分由遗传因素决定的疾病，可以为先天的和后天的，有的遗传性疾病一出生就发病，还有的要经过几年、几十年才会发病。遗传性疾病可以分为染色体遗传病、单基因遗传病、多基因遗传病、线粒体遗传病。

先天性青光眼常被认为是常染色体隐性遗传病，但是有些现象仍然不能得到圆满的解释，比如先天性青光眼有很明显的性别倾向，男性患者约为女性患者的两倍，同时一小部分家族出现连续相传的现象，所以该病的遗传方式仍存在争议。

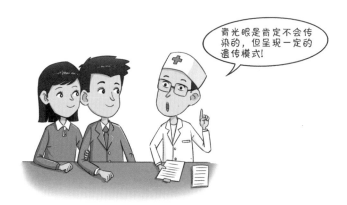

青光眼是肯定不会传染的，但呈现一定的遗传模式！

所以，家族中有青光眼病史的人群是青光眼的高危人群。但即使家人患了青光眼，也不必过度担心，一定要定期到医院检查眼睛，一旦患病可以在第一时间得到正确的诊治，使疾病得到控制。

青光眼不可怕，早期发现最重要。随时监测控眼压，早期干预疗效好。

得了青光眼，生活中要注意些什么问题呢？

可能生活中不少人对青光眼的认识都有一定的误区，很多人都觉得，得了青光眼就像阑尾发炎了一样，切完阑尾之后，以后再也不用关注了。殊不知，青光眼是一种终身慢性疾病，就像高血压、糖尿病一样，需要我们长期关注，时时留意。

得了青光眼可以正常饮水吗？

夏天经常听到患者朋友这样问：天气那么热，口很渴，但是由于青光眼，每次喝水只敢喝两口，喝水真的会影响眼压吗？

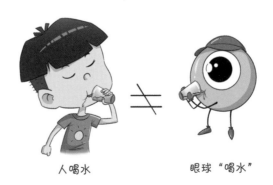

人喝水　　　　　　眼球"喝水"

有一种叫"饮水试验"的检查验证过了，喝水会影响眼压的说法是错误的。"饮水试验"即通过短时间内大量饮水（5 分钟内饮水 1 000 毫升）来诱发眼压升高。实验结果证实：短时间内大量饮水与眼压无关，患有青光眼的人可以正常饮水，无须限制。口渴是人身体缺水的信号，应及时补充水分，且部分青光眼患者的视神经的损害与血液循环不良（血液黏稠度较高）有关，适当的饮水是有利无弊的。

得了青光眼饮食有禁忌吗？

经常听到青光眼患者在术后咨询，"我做完青光眼手术，可以吃鱼吗？我可以吃羊肉吗？我可以吃葱、姜、蒜吗？"

其实不必焦虑，得了青光眼只需饮食清淡，避免高脂肪、高糖食物，多食用富含纤维素的食物（如蔬菜、水果、粗粮等）即可。且青光眼手术损伤较小，术后要建立有效的房水引流通道，伤口不宜愈合过快，所以青光眼术后无须大补，尤其瘢痕体质者，更要注意饮食清淡。

得了青光眼可以戴墨镜吗？

经常听到青光眼患者朋友们相互交流，得了青光眼，这辈子和炫酷的墨镜无缘了，否则眼压又要高了。得了青光眼，真的不能戴墨镜吗？

得了青光眼不能戴墨镜这种观点是不全面的。首先要判断青光眼的类型，若为开角型青光眼，则戴墨镜不受影响。若为闭角型青光眼，术前戴墨镜可能诱发眼压骤升，诱发青光眼的急性发作；术后则不受影响。

得青光眼后，在日常生活中应注意什么问题？

过度疲劳容易诱发眼压升高和青光眼发作。青光眼患者在日常工作和学习中应注意劳逸结合，不可长时间持续用眼。连续阅读超过半小时，应注意休息 5~10 分钟，让眼睛得到有效的放松。

除此之外，得了青光眼，还应注意保暖、戒烟限酒、保持心情舒畅。虽然青光眼是个需要长期关注的慢性病，但是在生活中稍加注意，就可以有效做好疾病养护。

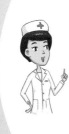

屈光
问题篇

孩子近视早知道

妈妈带着 6 岁的豆豆来医院检查视力，发现他的眼睛近视了 200 度。原来豆豆最近总是长时间玩妈妈的手机，直到豆豆说眼睛疼，妈妈才带他来医院检查。

近视，已经成为青少年眼睛健康的头号杀手，它不仅会引起视力下降，还影响身心健康发展。家长如果能早期发现近视的苗头，及早干预，对孩子尤为重要。那么下面就让我们一起来看看，近视都有哪些征兆。

征兆一：眯眼

远处目标看不清楚时，孩子往往采取眯眼的办法，因为眯眼时眼睑可以遮挡部分瞳孔，减少光线的弥散，如果近视伴有散光，眯眼可减少散光对视力的影响，从而暂时提高和改善视力。

征兆二：歪头

常发生的是歪头看电视，如两只眼睛视力差别较大时，有些孩子会通过歪头将视力较好的眼睛放在前面，从而出现歪头的现象。

征兆三：视物出错

远处目标不清楚，见了熟人也不打招呼。写作业时会抄错题，黑暗处行动时可被东西绊倒或碰伤，还有的表现为看不清黑板等。

征兆四：凑近

常常表现在看电视时尽量靠近电视机；看书写字时，趴得很低、眼睛离书本很近。

征兆五：扯眼角

少数孩子在看不清远处目标时，常用手在外眼角用力将眼角皮肤向后扯，这样可轻微改变角膜的曲率或形成类似眯眼的效果，以达到暂时提高视力的效果。

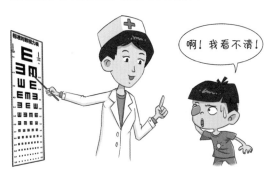

征兆六：斜眼

有些近视孩子伴有外斜视，一只眼看前方时，另一只眼偏向外面。所以，发现眼斜视也一定要先检查视力。

征兆七：频繁抱怨

由于视力不稳定，一些孩子会抱怨教室光线太暗，或说黑板反光看不清，还有不少孩子说晚自习时视力变差等。

征兆八：皱眉

轻度的眯眼可表现为皱眉，或者当看不清目标时，会通过集中注意力企图看清楚，从而出现皱眉的情况。

　　如果孩子出现以上这些症状家长可就要注意了，这可能是近视"找上门"了，家长要及早带孩子去正规医院检查眼睛。

你和眼镜之间，隔着医学验光

如今，越来越多的人出现屈光方面的问题，比如近视、远视、散光或老视。只要有视力偏低，明显影响学习、工作和生活的情况或是导致了明显的视疲劳、头晕头痛等症状，都应考虑验光配镜。

然而，很多人认为随便找一家眼镜店配一副眼镜就可以解决问题。

其实，这种轻率配镜的方式很有可能给眼睛带来伤害。

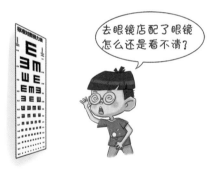

眼镜绝非一般商品，而是一种矫正视力的医疗器械。一副合格的眼镜不仅能够有效地矫正人眼的屈光不正，而且还能改善视疲劳、促进双眼视觉平衡、提升双眼视功能。

验光更是一个科学、严谨的诊疗过程，是配好眼镜的前提。一般验光往往只是让近视患者单眼看得清楚一些。他们没有考虑到双眼同时视、双眼平面融像、立体视觉等因素，也没有关注有无斜视、弱视等眼部健康问题，这样易出现近视的欠矫与过矫，戴镜患者就很容易出现视疲劳、头晕、头疼等症状，甚至会加重近视。

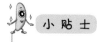 小 贴 士

近视的欠矫与过矫

矫正光度如果不足就是欠矫，时间一长还有可能使近视加重。矫正光度过高，超过实际需要光度就是过矫，过矫虽然可能短时间会使眼睛看东西清晰，但是会使眼睛与眼镜片组成的光学系统处于类似远视的状态，从而加剧视疲劳，也可能会使近视进一步加深。

科学的验光配镜

一般原则是，12岁以下的儿童首先进行阿托品散大瞳孔的医学检影验光，待20天瞳孔恢复正常后再进行复验试镜。

12~18岁青少年可进行快速散瞳验光，第二天瞳孔恢复正常后，再进行复验试镜。

18岁以后，一般可进行不散瞳检影验光，验光后直接试镜。

散瞳是因为青少年用眼负担重，容易表现为调节力过强，出现假性近视或有假性近视的成分。通过散瞳可以使调节肌相对放松下来，验光的度数才能更加准确，复验和试镜就是在原检影验光度数的基础上进行戴镜试验，并根据患者的反馈进行合理且科学的调整。

因此，一定要到专业机构进行医学验光，科学配镜。

该戴而不戴眼镜的危害更大

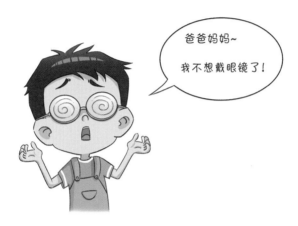

爸爸妈妈~

我不想戴眼镜了!

对于近视了需要戴眼镜这事儿,很多人内心是抗拒的,一般只要听到医生说戴眼镜,第一反应就是:能不能不戴?甚至有人跑去花几千块买什么近视治疗仪,结果只能是"被坑"。还有人认为,不戴眼镜近视会慢慢恢复。

那么,近视了到底该不该戴眼镜呢?

近视的原因主要是眼球前后径纵轴长度的过度拉长,是不可逆性的。所以,戴不戴眼镜,戴什么样的眼镜,视力都不可能恢复。目前也没有发现除手术外可以逆转这个过程的任何方法,因此,宣称可以逆转近视的方法(治疗性矫正手术除外)都是"大忽悠"。

但是,假性近视很会伪装,一不小心就会骗了你,在决定该不该戴眼镜之前，先辨别真假近视，不盲目戴镜。

假性近视是由于眼功能性调节痉挛引起的，是一种暂时、可逆性的近视现象。假如盲目佩戴眼镜，很有可能会促进近视由"假"变"真"而无法挽回。判断真假性近视方法：去正规的医院进行散瞳验光。

对于真性近视患者而言，看不清一定要戴眼镜。

不戴眼镜危害之一：长期处于视觉模糊状态下，视力下降将会更快。

不戴眼镜危害之二：长期不戴镜，可能会导致双眼集合功能紊乱，引发斜视。

不戴眼镜危害之三：由于习惯性眯眼、歪头视物，可能会造成眼睛散光增加。

视力模糊一定是近视吗? 不一定!

"我家孩子最近看不清黑板, 可能是近视了。"

"驾照重审没过, 可能最近玩手机太多, 近视了。"

"最近看电脑太多, 眼睛感觉特别疲劳、有重影, 难道近视度数又加深了?"

临床上, 总能听到患者们有这样的猜测。那么, 视力下降一定是近视了吗? 答案是否定的。引起视力下降的原因有很多, 比如散光、远视、眼部疾病等。我们一起来认识一下"散光"。

什么是散光?

散光, 顾名思义, 就是"光散开了, 不能很好地聚光"。

光线进入正常的眼睛, 会精确聚焦在视网膜上。

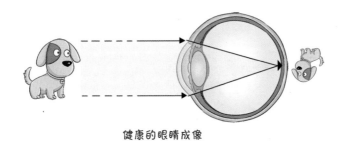

健康的眼睛成像

有散光的眼睛, 光线不能同时聚焦, 会形成前后不同的焦点。

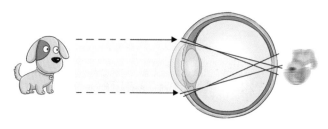

散光的眼睛成像

我们可以通过下图感受一下正常视力、近视眼和散光眼看到的世界。

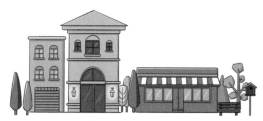

正常视力看到的清晰画面

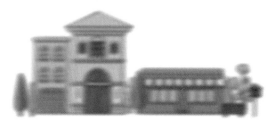

近视眼看到的模糊画面

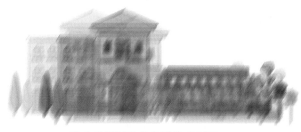

散光眼看到的非常模糊的画面

但是，在实际生活中我们很难区分近视和散光这两种视觉模糊状态，如果将散光误认为是近视，可能会造成更严重的后果。所以，遇到视力不良时一定要寻求专业医生的帮助。

什么原因会导致散光？

散光主要分先天性散光和后天性散光。

（1）先天性散光。在胚胎发育的过程中，胎儿可能会出现散光，医学上目前还没有办法进行预防。不过可以稍稍安心的是，先天性的散光通常度数稳定，不会随着年龄增大而度数加深；而低度散光在正常人群中也很多见，是否需要治疗，需征求专业医生的意见。

（2）后天性散光。长期用眼习惯不良，如经常眯眼、揉眼、躺着或趴着看书等，这样眼皮压迫角膜也会导致眼睛散光，甚至使眼睛散光度数增加。另外，一些眼科手术（如白内障及角膜手术）也可能改变散光的度数及轴度。

如何矫正散光？

如果是低度散光，用一般的框架眼镜能很好矫正。

如果是中度散光，可以通过特殊设计的隐形眼镜矫正，视觉质量会优于框架眼镜。

成年后，符合手术条件的患者可以做角膜激光手术来矫正。

如何防止散光加深？

（1）让眼睛保持充足休息，早睡早起，多看绿色植物，常做眼保健操，平时看书、看电视、用电脑，保持每半小时休息3~5分钟。

（2）看书写字时，确保光线充足；看书写字姿势要正确，建议眼睛和书本保持30~40厘米的距离；不要躺着、斜着、趴着看书，也不要在摇晃的车上看书。选择读物时字体要清晰，字号不可太小。

（3）坚持饮食平衡，多食绿叶蔬菜，减少碳水化合物供应并少吃高糖食品。

（4）定期到正规医院检查视力，建立医学屈光档案。

选眼镜，大学问

近视的你挑选眼镜时，望着琳琅满目的眼镜，是不是挑花了眼？一副适合自己的眼镜，对我们的眼睛可以进行有效的保护，但如何挑选一副适合自己的眼镜呢？里边还真有大学问。

如何选择一副合适的镜架？

最初，我们选眼镜是将它作为一种实用的工具，渐渐地，美观与时尚成为我们选眼镜的重要考虑因素。美观是应该考虑，但也要在确定镜片度数、科学瞳距、舒适程度的条件下进行选择。镜架和衣服一样都是有尺寸的，尺寸不合适就意味着佩戴不舒适。太大易滑落，太小会给面部留下夹痕，引起各种不适。

以下小妙招分享给大家，帮助大家选择一副合适、美观的镜架。

镜架的宽度，和脸部的最宽处距离一致，这样会更舒适、美观。

长期佩戴眼镜者，镜架更要有配适度。可以参考以下原则：所选的镜框的高度，小于或等于眉毛到下巴距离的三分之一为最佳。

镜片——眼镜的灵魂

镜片，被喻为眼镜的灵魂，重要性不言而喻。验光处方对镜片选择有着重要意义，是选择镜片的重要依据。验光配镜一定要到正规的医院或专业的机构进行，不仅要让单眼看得清楚，还要在验光过程中注意到双眼视功能有无异常。如果验光过程不准确或配镜处方不科学，佩戴眼镜时往往容易出现各种不适应，比如看远或近处目标仍然模糊，有久视疲劳、头晕、恶心、重影等表现。

镜片的种类非常多，配镜师会根据检查结果帮你进行分析，并且会给你专业的建议。

不同材质的镜片效果不同。现在树脂镜片和 PC 镜片（即聚碳酸酯镜片）比较常见。树脂镜片抗冲击力强、不易碎、安全耐用、透光性好，同时，树脂镜片经过镀膜处理后还可以有效地防止紫外线对眼睛的伤害；PC 镜片有超强的抗冲击能力，几乎可以做到 100% 防紫外线，同时材质还不容易变色，是目前光学镜片中最轻的一种。

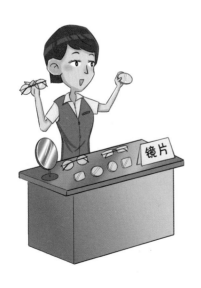

最后提醒大家，随着人身体的不断变化，眼睛也在逐渐发生变化，所以一定要定期进行视力检查，及时更换合适的眼镜，让我们的"视界"变得更清晰、更美丽。

眼镜也有保质期?

一副眼镜挂鼻梁，一戴就是好几年。多数人都会对眼镜"从一而终"。你对眼镜这么"深情"，真的考虑过眼睛的感受吗？眼镜到底什么时候需要换？

很多人都会觉得，只要近视度数不变，眼镜不坏就可以一直使用；又或者近视度数加深比较明显，佩戴原有的眼镜又看不清楚了才会考虑更换。其实不然，眼镜使用也有保质期，眼镜质量再好，也要注意定期调整和更换。

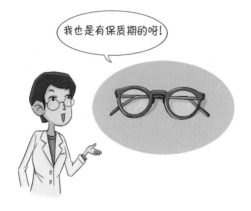

我也是有保质期的呀!

那么，什么情况下需要调整或更换眼镜呢？

调整或更换镜架

青少年正处于身体发育的高峰期，眼睛也会随着身体的生长发生变化，镜架的松紧度也会随之改变，如戴上眼镜后发现以下几种情况就说明镜架需要进行调整或更换了：

（1）镜腿向外撇、镜腿无法挂在耳朵上。出现此状况时，您可先到专业的眼镜店进行调整，如无法调整或因镜架过小的原因导致，这时就需要换一副合适的眼镜了。

（2）当发现左右鼻托不对称，镜眼距（眼镜到瞳孔的距离）的角度、高度、高低位置不合适时，可到专业的眼镜店进行鼻托的调整或更换。

（3）瞳距的变化，瞳距是指两个瞳孔之间的距离。配镜的时候，两眼镜片的光学中心与瞳孔中心一致。若发现脸部及耳后有镜架压痕时，要及时到验配机构进行瞳距的测量及验光。

（4）镜架长期使用后，由于一些不良的习惯，比如单手摘戴眼镜或侧躺也使用眼镜，会导致镜架变形。镜架的变形可能会影响镜片光学中心相对眼睛的位置等，这些都可能影响成像质量。

更换镜片

（1）一副眼镜，在使用的过程中镜片难免会有一些磨损，若只是轻微的磨损或磨损不在瞳孔区，在不影响视力的情况下可暂不更换；当镜片出现较多划痕或影响到视力时，如戴镜后矫正视力无法满足个人需求，那就可以考虑更换镜片了。

（2）青少年由于学习任务繁重，用眼强度也达到一个高峰。而电子产品的频繁使用、不良的用眼习惯及长时间过度地用眼，特别容易导致近视度数加深，且青少年生长发育较快，眼轴也伴随其快速地增长，因此，建议青少年近视者每3~6个月到正规的眼科医院进行验光检查，如果镜片已经不适合现在的屈光度数，需要及时更换。

因此，在日常生活中我们要保持良好的用眼习惯，时刻关注镜架、镜片及眼睛屈光度的变化，并定期对眼镜进行检查和维修，如有必要，在专业医师的指导下及时更换。这样，才能更好地保护我们的眼睛。

预防青少年近视有妙招

我们都知道近视一旦形成，将难以逆转，所以近视的预防相当重要。预防近视都有哪些小妙招呢？

良好的用眼习惯

（1）用眼环境。不在走路、吃饭、卧床时，不在晃动的车厢内，不在光线较弱或阳光直射的状况下看书或使用电子产品。家庭用灯的亮度要合理，不能过亮或过暗。

（2）读写姿势。不良的读写姿势会导致近视的发生和发展。正确的读写姿势，应保持："眼离桌面一尺、身离桌面一拳、手离笔尖一寸。"

（3）读写时间。连续读写时间不宜过长，注意劳逸结合，建议每看书写字 30 分钟应休息 3~5 分钟，可适当远眺，帮助眼睛放松。

建立视觉发育档案

在婴幼儿时期，要注意观察孩子视力发育情况，发现问题及时到医院就诊。

3 周岁以上的孩子，教会其辨认视力表并定期检查视力。还建议除检查视力外，定期检查眼轴长度对于预测、监控近视也很重要。

保证营养均衡

多吃鱼类、水果、绿色蔬菜等有益于眼睛健康的食物。少吃甜食，少喝碳酸饮料，均衡营养。

保证睡眠充足

充足的睡眠不仅有利于生长发育，也有利于眼睛肌肉的放松。有研究表明，夜间睡眠状态下身体分泌的一些物质与预防近视的发生也存在关联！

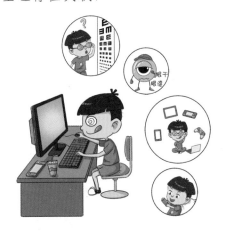

合理使用电子产品

长时间使用电子产品也容易使孩子的视力受到显著伤害。请合理使用电子产品，家长在陪伴孩子时，也尽量不要使用电子产品，给予孩子高质量的陪伴。

增加户外活动

保证足够的户外活动和锻炼时间，是国际公认的有效预防近视发生的方法。

神奇的角膜塑形镜

大家有没有听说过这样一种神奇的隐形眼镜？这种隐形眼镜只需要在夜间睡眠时佩戴，早晨醒来取出，从而达到在白天无须佩戴框架眼镜也能获得清晰的裸眼视力，长期佩戴，可以延缓近视的发展。这种神奇的隐形眼镜就是角膜塑形镜。

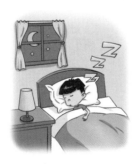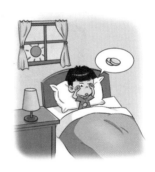

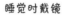
睡觉时戴镜　　　　　　　　　　醒来时摘镜

角膜塑形镜俗称"OK"镜，是一种特殊设计的高透氧半硬镜，晚上睡觉时镜片可以适当压平角膜中央，暂时减低近视度数，以达到白天不戴镜即能看清物体的作用。长期佩戴角膜塑形镜可减缓眼轴增长，从而有效地控制近视的发展速度，大大降低孩子眼睛高度近视的可能性，进而避免致盲性眼病的发生。

哪几种情况适合佩戴 OK 镜？

（1）年龄 ≥8 岁。

（2）近视度数低于 600 度。

（3）角膜曲率范围在 40~46D 之间较佳（D 为屈光度），在此范围之外，过大或过小都会造成白天摘镜视力不佳。

（4）眼部及全身无其他疾病。

（5）有明确的戴镜意愿，有良好的卫生习惯，能按医嘱定期复诊。

眼部有哪些疾病时不能佩戴 OK 镜？

若有青光眼、角膜炎、急性结膜炎、重度沙眼、干眼症等眼部疾病时不能佩戴 OK 镜。

佩戴 OK 镜需要做什么？

（1）手的处理：摘戴前先洗手，保持指甲短且光滑，防止划伤镜片及细菌隐藏指甲内。

（2）观察眼部情况：如发现眼红、分泌物增多、异物感、刺痛、畏光、流泪及眨眼增多等均应暂时停戴，并及时就诊。

（3）观察镜片有无破损及沉淀物：若镜片已破损，勿勉强佩戴；若镜片有沉淀物，则勿戴镜，需到医院处理和清洁后再佩戴。

（4）摘戴方法：在专业人员指导下学会正确的摘戴镜方法。不论戴镜还是摘镜前都要洗净双手，剪短指甲，彻底清洁镜片；为防止镜片掉落，建议靠桌进行戴镜、摘镜操作。

（5）镜片护理：镜片滴护理液后，应充分揉搓和冲洗，注意动作轻柔，避免损坏镜片；分清左右眼镜片，将其放入相应镜盒中，用新鲜的护理液浸泡；每周用蛋白酶液护理镜片。

（6）镜盒护理：每周用清洁的软布擦拭镜盒的内外面，用清洁剂清洗完后再用温开水反复冲洗，清洗完毕后自然晾干。每3个月更换一个镜盒。

（7）吸棒护理：每周用清洁剂清洗吸棒的表面，特别清洗吸盘的凹面。清洁剂清洗完后再用温开水反复冲洗吸棒，放在干净的镜盒中自然晾干。

佩戴 OK 镜时有哪些需要注意的问题？

（1）滴眼液：镜片戴在眼内时只能滴用不含防腐剂的眼药水，如玻璃酸钠滴眼液。

（2）护理产品：使用有效期内配套的硬镜护理产品。

（3）防止镜片碎裂：硬性接触镜片会在受到碰撞和用力挤压下发生碎裂，夜间戴镜时尽可能平卧，避免外物接触戴镜眼，如戴镜时发生镜片损坏，应及时就医。

（4）禁用品：禁用自来水、矿泉水及软性隐形眼镜护理液保养镜片；禁用酒精等用品消毒镜片。

（5）镜片要求：在医生的指导下定期更换镜片，以保证佩戴效果。镜片最佳使用寿命为2年，切不可自行判断让镜片超期"服役"。

（6）保存环境要求：镜片、镜盒、吸棒，须保存于干燥环境内，不可放在卫生间等潮湿的环境中。

（7）患者复诊：在摘戴镜前后，养成自己检查双眼的习惯，有任何不适都须及时停戴，到医院就诊。初次戴镜者，应在戴镜 1 天、1 周、1 个月后分别复查一次，待各项数据稳定且无特殊问题时，改为每 1~2 个月复查一次，这期间如有任何不适应及时到医院复查。

眼睛老花知多少

患者："医生，我最近看近的东西越来越不清楚，犹如雾里看花，并且看近时间长了觉得眼睛很累，容易疲劳。看远还可以。我年轻的时候视力很好，现在看手机、看报纸，手都要伸得老远才能看清一些，这是怎么回事呀？"

医生："请问您多大年龄？"

患者："40 多岁了。"

医生："那您的眼睛很有可能是老花了。"

关于老花眼，您是不是还经常这么想：

我本来就是近视眼，老了也不会出现老花眼；

老花镜不能戴，越戴眼睛老花越严重；

年纪大了，看不清楚那就是老花了……

不！这些都是老花眼认识的误区！正确认识老花眼，您需要了解这些。

老花，医学上称之为老视，是指随着年龄增长，眼调节能力逐渐下降，引起患者视近困难，以致在近距离工作中，必须在其原有屈光度基础上再附加一定的度数才能看清近处的东西。

老视是一种生理现象，不是一种疾病，也不属于屈光不正，是人们进入中老年后会出现的视觉问题。

我们可以这样理解，眼睛就像是一架照相机，需要调焦才能看清不同距离的物体。睫状肌就是我们眼睛里用来调焦的组织，它像一个橡皮筋，可松可紧，在放松时我们可以看清楚远处的物体，紧张时可以看清近处的物体。随着年龄增加，这个橡皮筋的弹性下降了，不能很好地收紧，就会出现看近不清晰，看近疲劳，看近不能持久，阅读时需要较强的照明等现象，这就是老视。

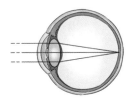 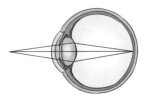

放松调节时（即远看），　　　通过调节（晶状体变突），
外界景物成像在视网膜上　　　近处景物也成像在视网膜上

正常眼成像

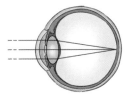 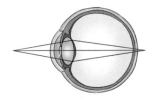

放松调节时（即远看），　　　因调节减弱，近处景物
外界景物成像在视网膜上　　　成像在视网膜后

老视眼成像

　　了解了老视的知识，这些认识误区的问题也都迎刃而解。

年纪大了，看不清那就是眼睛老花了？

　　错！对于中老年人，引起视力下降的因素有很多，只有在排除了如白内障、青光眼、眼底疾病等眼部疾病之后，才能通过验光确认是否为老花眼。

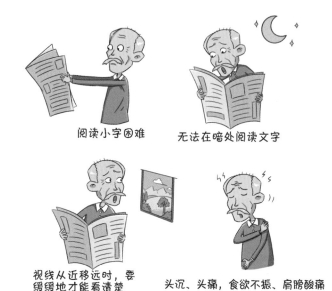

阅读小字困难　　　　　无法在暗处阅读文字

视线从近移远时，要　　头沉、头痛，食欲不振、肩膀酸痛
缓缓地才能看清楚

近视的人群不会出现老花眼吗？

错！老花眼是一种正常的生理现象，是人们步入中老年后逐渐出现的视觉问题，就像年龄大了，脸上会长老年斑、头发会变白一样。所以，近视的朋友们出现了老花症状，也是需要佩戴老花镜的。

戴老花镜会使老花眼越来越严重吗？

不会！老花眼会在 40 岁之后慢慢出现，随着眼睛调节力的下降而逐渐加重。40~60 岁之间是老花眼形成和发展的时期，60 岁以后趋于稳定。眼睛老花的加重是一个生理变化，与所戴老花镜无关，老花镜只是帮助我们在阅读时保持清晰舒适的一种工具。

老花眼不需要验光，随便买个老花镜就可以了吗？

错！老花镜也是有度数的，长时间佩戴不合适的老花镜，对眼睛有害无益。所以，一定要到正规的医院进行验光配镜。并且随着年龄的增长，如果度数加深，还需要及时更换老花镜。

眼睛老花之后该怎么办呢？

（1）改善用眼环境亮度：适当增加用眼时的光线亮度。

（2）调整阅读字体的大小和色彩：较大且黑白对比明显的字体更有利于阅读。

（3）避免长时间、近距离用眼，适当休息，改善症状。

（4）一定要到正规的医院检查，首先排除眼部器质性病变，并进行正确的验光，配一副合适的老花镜。

摘镜攻略，速来围观

你还在为戴眼镜而烦恼吗？

篮球场上不能畅快地与人一决高下；

吃个火锅就被热气蒙了眼镜；

夏天本想戴个墨镜耍耍酷，结果一不小心变成了"六眼新生物"；每天早上起床第一件事就是找眼镜，没了眼镜就两眼一抹黑，看啥都是四不像……

每到这时，你是不是都有种冲动，做个近视手术把这烦人的眼镜摘掉，但同时又有许多困惑而下不了决心、忐忑不安。不要担心，下面这份摘镜攻略，让你了解近视眼手术。

怎么知道自己能不能做近视眼手术呢？

18 岁以下的人群正处于生长发育期，眼睛屈光度数不稳定，若此时接受手术，视力极有可能在一两年后回退。所以，手术年龄建议在 18 岁到 50 岁之间，且近视度数稳定两年以上，并排除手术禁忌证的眼部疾病、全身结缔组织病及严重的自身免疫性疾病等；如果是为了治疗一些眼部疾病，则没有具体年龄限制。

近视眼手术方式有哪些？如何选择呢？

目前常用的手术方式有准分子激光手术、飞秒激光手术、眼内镜手术。

怎么选择适合自己的手术方式呢？

一般情况下，近视 800 度以下首选角膜屈光手术（准分子和飞秒激光手术），近视 1 200 度以上首选眼内镜手术，近视 800~1 200 度则需根据眼部检查情况选择合适的手术方式。当然，前提是都需要经过详细的术前检查并排除手术禁忌证后，才能确定最适合的手术方式。

屈光手术安全吗？有后遗症吗？

屈光手术经过几十年的临床实践及发展，目前技术已经非常成熟，经过严格的术前检查，只要符合手术条件的患者，整个手术过程都是相对安全的。但任何手术都是有风险的，选择正规的医院进行手术风险会大大降低。

手术前需要准备什么？

（1）术前 3 天遵医嘱局部应用抗生素滴眼液。

（2）停戴软性角膜接触镜（隐形眼镜）1~2 周，停戴硬性角膜接触镜 3 周。

（3）术前进行固视训练，以便在手术中能更好地与医生配合。

（4）手术当天，保持眼部清洁，不要化眼妆，以便术前眼部消毒。

（5）术前一晚保证充足的睡眠，放松心情。

手术需要多长时间？疼吗？需要怎么跟医生配合呢？

手术过程只需 10 分钟左右。为避免眼睛术中疼痛，术前会使用专用滴眼液对眼睛进行表面麻醉。手术时会用开睑器撑开眼睑，避免眨眼。激光手术中，激光的发射时间不到1分钟，不必紧张，盯着闪烁的手术灯光，术中尽量保持放松状态，手术过程中还会有几秒看不到闪烁的手术灯光，保持眼睛不动就行了。

手术后需要注意什么问题？

（1）大多数患者术后 1 天进行复查后就可以恢复正常的生活了，但 1 个月内要避免过度用眼。

（2）术后 1 周内不要化眼妆、不能用力揉眼、洗脸时不要让水进入眼睛以预防感染。

（3）术后外出时可佩戴墨镜以避免强光刺眼和阻挡空气中的部分灰尘。

（4）按医嘱用药、定期复查。

眼底内科
问题篇

"眼中风"是怎么一回事?

> 眼底内科有一位患者张阿姨,她说自己的眼病真是太吓人了,原来,张阿姨得的就是"眼中风"。她告诉大家,当时她只觉得眼前黑了一下,没过一会儿就好了,起初没在意,谁知道再发黑的时候,视力就恢复不了了,由于没引起重视,错过了最佳治疗时间,这下视力恢复可就难喽!

大家都听说过"脑中风",它是一种严重影响生命的疾病,已经家喻户晓。可是您知道眼睛也会得"中风"吗?

"眼中风"在临床上称为视网膜中央动脉阻塞,中医上也称为"暴盲",它是眼科的急症之一,来势凶猛,致盲率极高,一旦来临,我们的眼睛真是毫无"抵抗之力"。

"眼中风"有什么症状呢?

它的主要症状是突然发生的单眼无痛性视力急剧下降。这种视力下降在经过短暂的休息后是无法缓解的。有一部分患者在这之前会发生反复的一过性的黑蒙(就是突然眼前像被遮住了一样,什么也看不见),在休息一会儿以后,视力有可能逐渐恢复。但是,我们可千万不能大意,因为这可能是"眼中风"的先兆。

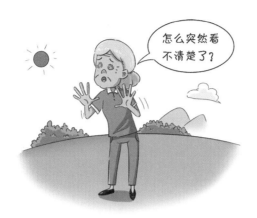

　　所以如果最近一段时间经常会出现一过性的视力下降，您就应该提高警惕，及时到医院进行检查。

　　什么人容易得"眼中风"呢？

　　"眼中风"主要发生于老年人，特别是有"三高"（高血压、高血脂、高血糖）、冠心病、动脉硬化等基础病的人群；但是年轻人如果患有自身免疫性疾病、血管炎，或者工作和精神压力较大，有长期熬夜、吸烟、饮酒等不良生活习惯，也有可能导致"眼中风"。

　　治疗"眼中风"，一定要记住关键——"与时间赛跑"，时间决定一切，因为如果是动脉完全阻塞，时间越长，视力恢复的可能性就越小。因此，"眼中风"的抢救必须争分夺秒，出现"眼中风"的症状，您可一定要赶紧去医院，一秒都不能耽误啊！

　　"眼中风"这么可怕，怎么预防呢？

　　（1）积极治疗原发病。平时有基础疾病的患者应该积极治疗和控制糖尿病、高血压、高血脂等其他疾病，还要戒烟限酒，减少盐分摄入，少吃过于油腻的食物。

（2）心态平和。生气、情绪激动等，是引发血压升高的重要原因之一。因此，控制情绪，保持心情舒畅能起到良好的预防作用。

（3）适度运动，保证充足睡眠。中老年人应注意锻炼身体，但是锻炼时间要适量，强度要适中，不宜剧烈运动；要保持充足睡眠。温度变化大时要注意保暖。

（4）注意先兆，及时救治。如果发现突然出现眼前黑雾或视物模糊等，要警惕可能是"眼中风"的先兆，要及时到医院检查诊治，以防延误病情。

别让名字骗了你，葡萄膜炎很可怕！

你听说过葡萄膜炎吗？

大家都见过葡萄，但葡萄膜炎是什么呢？它与好看又好吃的葡萄可没有关系！葡萄膜也叫色素膜，形状就像紫色的葡萄，是眼球壁的第二层，这个部位血流量大，血流速度缓慢，所以最容易受到伤害，是容易发炎的部位之一。

葡萄膜炎其实是一种多发于青壮年的眼病，种类繁多，病因相当复杂。在医学上，由于葡萄膜炎的发病机制不完全清楚，所以预防也无从着手，被称为"悄悄致盲的红眼病"。而且还非常容易反复发作，诊断治疗很棘手，可谓"眼科中的一块硬骨头"。

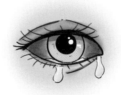

葡萄膜炎这么可怕，那我们怎么及早把这个"敌人"揪出来呢？

葡萄膜炎不仅有眼睛红的表现，还有其他的小细节能使它露出马脚，比如眼睛疼、流泪、怕光，眼前还有黑影飘动、有暗点及闪光，疾病早期还会有视力下降。

防止葡萄膜炎致盲的关键在于早期诊断和及时、合理的治疗，下面几点应引起注意：

（1）如果发现眼红、眼痛、怕光、流泪，或者眼前有黑影飘浮、视物模糊、闪光感及视力下降，一定要及时去正规医院检查。

（2）一旦诊断为葡萄膜炎，要配合医生，积极进行治疗。

（3）葡萄膜炎极易反复发作，在自身抵抗力下降、劳累、感冒时，尤其容易复发。因此，我们要加强锻炼、提高抵抗力，预防感冒，戒烟戒酒，忌食辛辣刺激食物。注意劳逸结合，保持身心健康，才能彻底把葡萄膜炎这个"敌人"拒之门外。

警惕中老年人的"视力杀手"
——年龄相关性黄斑变性

经常听见有的老人说:"咦,医生咋说我眼睛长黄斑了呢?啥叫黄斑呢?长了黄斑是不是啥都看不见了啊?"

其实,这些说法是不准确的,黄斑是原本就存在于我们视网膜上的一个重要的结构。因为黄斑含很多叶黄素,所以被称为"黄色的斑"。黄斑是眼睛视觉最敏锐的部位,所以对于眼睛可是如心脏般的存在!那么黄斑平时主要干什么活呢?它主要决定着人的光觉、形觉和色觉,能够识别形状、大小、颜色、纵深、距离等大多数光学信号。

黄斑日夜操劳不停歇,为人们带来光明,但却十分脆弱,黄斑一旦生病了,视力就急转直下,还会出现如色觉异常、中央区视物模糊、眼前黑影、视物变形等情况。

随着我国老龄化进程的加速及各类电子产品的普遍使用,眼底黄斑病变已经成为严重威胁人们视力健康的"致盲杀手",越来越多的中老年人得了这种病——年龄相关性黄斑变性。

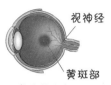

正常的黄斑部

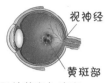

干性黄斑部病变

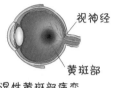

湿性黄斑部病变

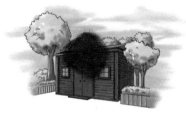

眼睛湿性黄斑部病变时看到的景象

年龄相关性黄斑变性有什么表现呢？

年龄相关性黄斑变性主要的表现是视力下降，看东西不清楚并且扭曲变形，本来是直的东西，却变得弯弯曲曲的；还有的患者觉得，往哪里看，哪里就像被挡住似的；有些患者会发现，两只眼睛分别看同一个物体时，颜色看起来却不一样。但是也有不少患者没有发现任何症状，通过检查发现，这些人眼底的黄斑区域虽然存在明显的病变，但是对视力影响并不大。

治病不如防病，如果能早期发现，早期进行干预，防止疾病往更坏的方向发展，那就太好了。

黄斑病变的自测方法

推荐给大家一个自测黄斑病变的好方法：阿姆斯勒方格表自我检查法。检查步骤如下：

（1）在充足光线下把表格放在距离眼睛 30~40 厘米的地

方，如有老花或近视，须佩戴原有眼镜。

（2）遮住一只眼睛。

（3）用另外一只未遮的眼睛注视中心黑点。

（4）当盯着中心黑点时，注意直线条是否弯曲、模糊或者变暗。如有异常，请尽快到医院进行检查。

（5）用同样的方法检测另一只眼。

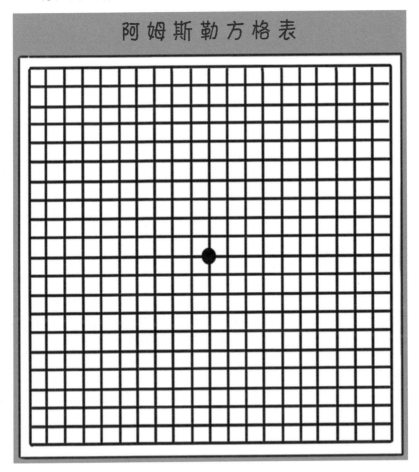

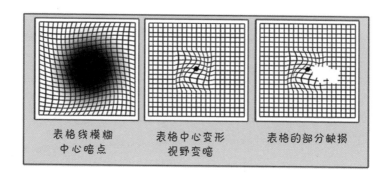

表格线模糊　　　　表格中心变形　　　　表格的部分缺损
中心暗点　　　　　视野变暗

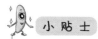 小 贴 士

阿姆斯勒方格表

阿姆斯勒方格表是马克·阿姆斯勒（Marc Amsler）在1950年发表的检测和跟踪黄斑病变的表格。表格由400个方格组成。距离30厘米进行测试时，约占1°视角。

但是仅凭表格是不能确诊疾病的，虽然看到格子变形，可能会出现年龄相关性黄斑变性、黄斑前膜或黄斑水肿等疾病，但表格只是辅助性检查的手段，不能代替定期由眼科医生做详细的眼科检查。

如何保护好黄斑呢？

（1）在天气晴朗、紫外线较强的户外活动时，最好选择戴墨镜，减少紫外线对视网膜的损伤。

（2）要戒烟限酒，长期吸烟会加重视网膜细胞氧代谢的负担，加速黄斑病变的进程。

（3）多吃蔬菜、水果，补充叶黄素及维生素等，以对抗慢性光氧化导致的氧自由基对视网膜感光细胞的损害。

（4）要勤锻炼，保持良好的生活习惯，积极预防高血压等慢性病，有助于减缓和预防黄斑病变的发展。

最后，教给大家几句口诀，一定要记牢哦：

黄斑默默爱劳作，勤勤恳恳寻光明；

黄斑有病很严重，花红柳绿全不见；

要保黄斑永健康，自我检查来预防。

头部受碰撞，警惕外伤性视神经病变！

大家看电视剧的时候，经常会见到这样的场景，有的人头部被磕了一下，眼睛好好的，但是过了一会儿，眼睛却看不见了。这到底是怎么回事呢，是虚构的还是真实可能会发生的呢？

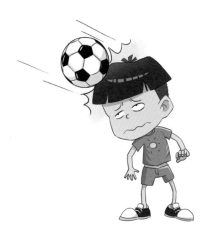

其实，这是外伤后的视神经病变，当头部受到撞击或外伤时，由于视神经管周围由骨质构成，并且管腔很狭窄，在瞬间外力的冲撞作用下，可直接对视神经产生压迫或撕裂，或者由于头部快速前冲遇阻后急速减速，而产生的剪切力导致血管、神经分离，引起视力下降或丧失。

视神经就好比连接视网膜和大脑之间传输图像的电线，

视神经受到了损害，视力当然会受到影响。

　　大约 5% 的头部外伤患者都会出现视觉系统不同部位的损伤。大部分因交通事故、高处坠落伤或者拳击伤等引起。车祸导致头面部直接着地，或者受到撞击，面部颞侧或眉弓处有损伤或瘀血，如果出现以上情况，一定要提高警惕。

　　由此可见，并不是非常严重的外伤才会出现外伤性视神经病变，所以生活中我们一定要保护好头部，避免受到碰撞。

　　严重的外伤性视神经病变为眼科急症，视神经直接受到损伤的，视力立刻就会丧失；骨碎片或血肿压迫产生的视神经病变，刚开始还会有些许视力，几个小时之后，可能就会陷入一片黑暗。而且外伤性视神经病变很可能会产生永久性视力障碍，因此要积极治疗，尽早挽救视力。

一只眼"犯错"，为何另一只眼也"自我毁灭"？

生活中大家有没有见到过这样的现象：有的人一只眼睛受伤了，过了一段时间，另一只眼睛的视力也渐渐下降了。这是怎么回事呢？难道两只眼睛之间有"心灵感应"吗？

这是因为得了交感性眼炎。交感性眼炎的本质是一种自身免疫性疾病。眼球贯通性的受伤使眼内抗原组织接触眼外各系统，从而使眼内组织抗原能接触淋巴系统而引起自身免疫性的反应。而机体的淋巴细胞通过攻击另一只眼睛带有相同抗原的葡萄膜组织，从而发生交感性眼炎。

那么问题就来了，未受伤的眼球仅有炎症，会发生什么呢？

然而真相往往更可怕，真正受伤的眼球可能还能保住，但未受伤的眼睛会在 24~48 小时内发展成完全失明，甚至整个眼球都因"坏掉"而不得不被摘除。

所以，眼睛如果受伤，一定要尽早处理，控制炎症是关键，并且在伤后两周内要特别关注另一只眼的视力情况，比如眼痛、怕光、视力下降、流泪或者有一些其他的刺激症状或者不适感，要立即就医！

隐形的视力杀手
——关于视神经炎的那些事儿

有的人可能会有这样一种表现：觉得视力下降了、转眼球时有疼痛感，看红色东西的时候，总觉得不那么红了。这到底是怎么回事呢？原来，是得了视神经炎。

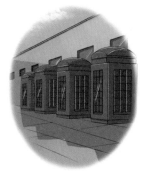 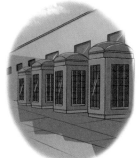

正常视力　　　　　　　视神经炎视力

什么是视神经？

我们可以形象地做个比喻：眼球是一架照相机，角膜是镜片，用来采光；晶状体是镜头，用来聚焦；视网膜是胶片，用来成像。但这样人是不是就能看清东西了呢？还不能！

原来眼球要通过视神经把接收到的图像信息传到大脑里

我们才能感受到。在这里，视神经就起着枢纽的作用，它就像电线一样联系着眼球和大脑，电线如果坏了的话，图像是传输不过去的，而且目前这个电线还不能置换。视神经产生了炎症，就导致投射在我们视网膜上的影像不能传递到大脑。因此，视神经至关重要。

这么可怕的视神经炎的成因是什么呢？

视神经炎的病因非常复杂，各种细菌、病毒的感染，自身免疫系统的紊乱都可以导致它的产生。而且，视神经炎偏爱年轻人，常常会在感冒或劳累后出现。发病后，视力会急剧下降，还伴有眼痛、转眼痛，患眼红绿色觉下降，看东西颜色没有原来鲜艳，觉得一切都灰蒙蒙的，视野中央还可能会出现一个"大黑点"，往哪里看，哪里就被挡住。不过，绝大多数患者通过积极的治疗，视功能会有不同程度的提高，甚至恢复到发病以前的水平。

视神经炎有预防的办法吗？

虽然视神经炎很可怕，但是我们可以通过尽力改变自身的不良习惯去预防。

（1）维生素 B_1 缺乏是视神经炎的重要诱因。所以，我们可以多吃富含维生素 B_1 的食物。

（2）减少看电子产品的时间，适度用眼。

（3）如自觉眼睛不适，一定要及时到医院检查。

眼睛内的"弓蛔虫历险记"

眼科门诊接待了一位前来就诊的小女孩，年仅 8 岁。女孩的妈妈说，孩子从半年前开始揉眼睛，说看不清，可就在上周，右眼突然看不见了！小小年纪的孩子，也从来没有得过先天性疾病，到底是什么原因导致的呢？

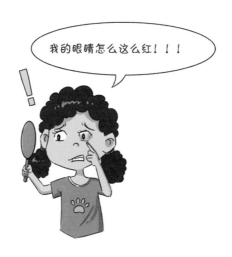

通过一系列的检查，最终发现孩子的眼睛感染了弓蛔虫。弓蛔虫是从哪里来的，它是如何进入眼睛的呢？

"弓蛔虫历险记"

弓蛔虫一般喜欢在狗的肠道内生活，蛔虫卵会随狗的粪便排出，四海为家，发育成胚胎卵。如果被母犬误食，当母犬怀孕时，蛔虫的胚胎卵又活跃起来，再进入血流而在幼犬出生前通过胎盘感染幼犬。

蛔虫卵在幼犬的肺中被咳上来，可能会被咽下而入小肠，形成可以产卵的蛔虫，1条蛔虫妈妈1天可产20万个蛔虫卵。这些蛔虫卵随狗的粪便排出，如果孩子不小心接触或误食被这样的狗的粪便所污染的食物，就可能会被感染。在孩子体内，虫卵被孵化成幼虫，再由肠道进入血液，最后进入各个脏器甚至眼睛中。

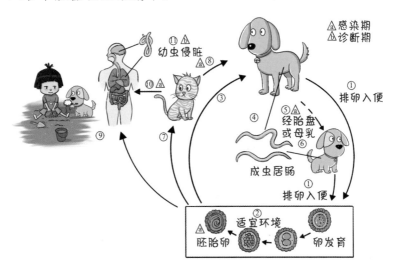

如何判断是否得了眼睛犬弓蛔虫病?

有的家长会问，如果孩子的眼睛感染了弓蛔虫，眼睛里面会长小虫子吗? 通过什么方法能得知孩子的眼睛里有弓蛔虫呢?

其实，眼内的弓蛔虫只是幼虫，我们通过肉眼是观察不到的。但是，以下的症状可做参考：早期表现一般为眼睛发红、疼痛，但往往容易被忽视；当弓蛔虫钻入眼睛的血管时，就会导致眼前黑影，视力下降。如果家里养有小动物，且孩子出现了这样的情况，就要多多注意了。

但大部分孩子年龄太小不会表达，或者家长没有足够重视，往往等到晚期，出现严重眼病甚至失明时才就诊。孩子的眼睛是极为脆弱的，症状较轻的孩子，在及时有效地治疗后，可以保留一定视力；如果病情较重，孩子的眼睛可能已经产生了不可逆的伤害，甚至有可能永久失明……

所以，作为家长一定要给孩子的眼睛更多关爱哦！

如何预防眼睛犬弓蛔虫病呢？

眼睛犬弓蛔虫病的蛔虫大多来自狗的身上，那么，以后是不是就"谈狗色变"了呢？还能和狗一起愉快地玩耍吗？

如果狗是从出生就养在自己家里的，又坚持自己喂养，感染弓蛔虫的概率则很小。但是生活中很多场所都可能含有寄生虫的虫卵，因此，这一疾病应该引起家长的足够重视。那么，如何预防弓蛔虫感染呢？

首先，教育孩子勤洗手，及时修剪指甲，不把脏手放进嘴里，不乱捡东西。避免接触动物排泄物，如接触后要认真洗手。

其次，科学饲养宠物，定期去正规宠物机构驱虫、接种疫苗。

最后，注意饮食卫生，肉类生熟需分开，蔬菜也需洗净并充分烹饪。对于养宠物的家庭，如果孩子眼睛出现异常一定要去正规医院查明原因，千万不可拖延！

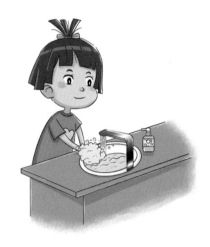

眼底外科
问题篇

眼睛出现这些症状需及时就医

眼睛，是我们的"五官之首"，其重要性毋庸置疑。大多数眼疾属于慢性疾病，很多人觉得忍一忍就过去了，殊不知有些情况，"忍一忍"有可能错过最佳治疗时机，最后只能承受失明的痛苦。下面我们一起来了解一下，无外力损伤眼睛的情况下出现哪些症状，需要去医院检查。

视力下降

视力下降，有可能不只是近视那么简单，也有可能是眼底疾病。而眼底疾病绝大多数会造成眼睛视力异常或视力下降，发展下去还有可能造成失明。如果是近视也需要去正规医院及时检查。

视野变窄

我们正常人的视野是开阔的，如果突然发现可看的范围变窄，则可能是得了青光眼或眼底出现了病变，这类疾病越往后发展越难治疗，而且很有可能造成失明。

眼前有黑影

眼前有像"蚊子"的黑影，且会随着眼睛"飞来飞去"，出现这类情况请及时就诊，及早检查。

直线变弯

看直的物品是弯曲的。例如，看窗户或者电线杆等直的物品变弯曲，有可能是眼底出现了病变，一定要及时就诊，以免病情加重。

眼痛、头晕或呕吐

如果出现眼痛、头晕并伴有呕吐、恶心等，有可能是得了急性青光眼。急性青光眼可在短时间内造成视力迅速下降，甚至失明。因此，一定要及时检查治疗，而不要误以为这些只是胃肠疾病或脑部疾病等，从而错过了最佳治疗时机。

闪光感

眼前有一过性闪光感。可能是眼底发生病变，需及早就诊。

另外，眼睛出现眼红、流泪、分泌物增多等，也需及时去医院检查，不能乱用眼药。

视网膜脱离真可怕！

什么是视网膜？视网膜脱离真的那么严重吗？

视网膜就是位于人眼球壁最内层的一层膜状组织，它相当于照相机的底片，是负责感光成像的。通常情况下，视网膜是紧紧贴在眼球壁内面的，当视网膜从眼球壁脱落下来时，就称它为视网膜脱离。

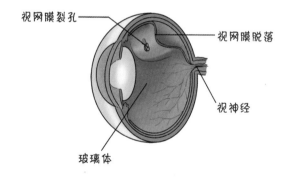

视网膜脱离是一种较严重、较常见的致盲性眼病。它发生前会出现眼前有黑影飘动，像闪电一样的闪光感，发生后视力可能急剧下降，视野也可能有缺损或者视物会变形。

许多视网膜脱离是渐进的，也就是说我们不会立刻感觉到，而且它可能是无痛的。由于视网膜脱离往往是不痛不痒的，有的人就不会重视，甚至视野完全缺损才想起来去医院，结局往往都令人惋惜。所以，如果发现有上述症状，一定要及时治疗。

如果被确诊为视网膜脱离，也不要过分担心，不过一定要记得尽早做手术，因为手术做得越早，术后视力恢复效果越佳。

警惕高度近视引起的眼底病变！

有人说，近视不过就是戴眼镜嘛，如果度数加深了，高度近视不过就是镜片比别人的厚一些嘛！其实不然，高度近视不仅仅是戴眼镜这么简单，还可能会发生眼底病变！

什么是高度近视？

高度近视是指在调节放松的状态下，平行光线经眼球屈光系统后聚焦在视网膜之前，在视网膜上不能清晰成像，近视度数大于 600 度的近视眼。

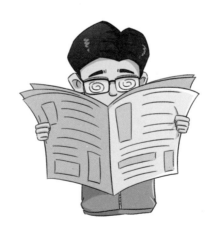

高度近视的眼睛会发生什么改变呢？

正常情况下，眼轴会随着年龄的增长逐步发育。到 8 岁时眼轴可以发育为成年状态，这个阶段以后，眼轴就会趋于稳定。

然而，如果眼睛看近物时间太久，睫状肌一直处于紧张状态，调节能力下降，眼轴会适应性地变得更长，就会产生近视。轻度和中度近视对眼睛的危害并不严重，但高度近视对眼睛的危害就很严重了。

就像一只气球，如果越胀越大，气球壁就会变薄。眼睛也是一样，视网膜及巩膜也会越变越薄，视网膜变薄之后发生裂孔、脱离的概率就会相应增加。视网膜脱离严重者会直接失明。

因此，对于高度近视的人来说，为了更好地保护眼睛，要做到以下几点：

（1）尽量避免近视加深：平时看书注意姿势与阅读的距离，看书不能持续太长时间，每30分钟应让眼睛休息3~5分钟，控制看电脑、电视时间，不要让眼睛过度疲劳。多参加室外活动，在视野开阔处极目远眺。

（2）适当限制运动：避免剧烈运动，尤其是对眼球和头部有直接冲击力的活动。

（3）定期检查眼底：高度近视者应根据自己的情况决定检查频率，建议每半年到一年做一次眼底检查。一旦出现视力下降、眼前黑影遮挡或者有"飞蚊"和闪光感等症状，要重视并及时就诊。

高度近视必看，这几样事不宜碰

"体验了一把过山车，视网膜脱离了。"

"熬夜打游戏，致使视网膜脱离。"

"打篮球视网膜脱离，眼前突然看不清，视物变形。"

你是否也好奇这些平时常见的小事为什么会造成视网膜脱离？这对自己的眼睛有什么影响呢？

为什么高度近视会导致视网膜脱离？

虽然并不是每个高度近视的人都会发生视网膜脱离，但是，高度近视的人发生视网膜脱离的概率确实比眼睛正常的人高出许多。我们知道高度近视使眼轴变长，度数越高眼轴越长，眼轴变长后就会牵拉视网膜导致视网膜脱离。

若有高度近视，这几样事不宜碰！

高度近视的人不宜坐过山车，过山车高速运转，很容易使视网膜脱离。

高度近视的人不宜熬夜，熬夜使眼睛长时间高负荷工作，本身就容易出现多种并发症，而高度近视的眼睛更加脆弱，熬夜更可怕。

高度近视的人不宜做剧烈运动，比如打篮球、蹦极、拳击、跳水、玩滑板、滑雪等都易导致视网膜脱离。

如果你患有高度近视，除了以上的事情不宜做之外，最好到医院定期检查眼睛。

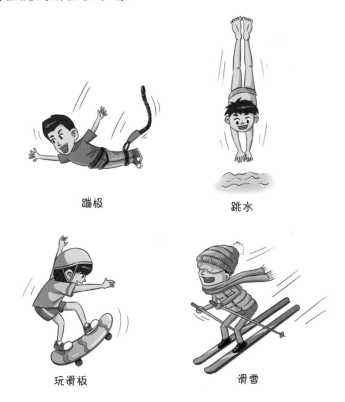

蹦极

跳水

玩滑板

滑雪

年年查查眼，别掉入"甜蜜的陷阱"

随着人们生活水平的提高和饮食结构的改变，我们发现，有一种病的发病率大大增加了，那就是糖尿病。据国际糖尿病联盟估计，到2035年全球将有近5.92亿例糖尿病患者。我国糖尿病患者人数已超过1亿，位居世界首位。

有人说，糖尿病有什么可怕的，不就是血糖高了点吗？我不照样吃嘛嘛香，身体倍儿棒！起初，李爷爷也是这么想的，他觉得"我虽然得了糖尿病，但是腿脚灵便，吃嘛嘛香，没什么大不了的"。但是，李爷爷没潇洒多久，糖尿病视网膜病变就找上门了，视力一天不如一天，都到了要做手术的地步了，李爷爷真是悔不当初啊！

糖尿病虽然不可怕，但是它的并发症却严重威胁人们的健康，由它引起的慢性并发症可以遍及全身。而在各器官中，眼睛是"重灾区"，眼部并发症是糖尿病最为常见的并发症之一。

在2型糖尿病患者中，15%在诊断时就出现了糖尿病视网膜病变；而且随着年纪增长和病程增加，发生并发症的风险会越来越大，病情也会越来越严重。糖尿病视网膜病变已成为全世界导致视力缺损和失明的三大因素之一。

世界三大致盲性眼病

世界三大致盲性眼病：白内障、青光眼、糖尿病视网膜病变。

看到这里，您还觉得糖尿病不可怕吗？

接下来，我们了解一下什么是糖尿病视网膜病变。简单地说，就是由于糖尿病而导致的眼底微血管缺血、缺氧等一系列的病变。

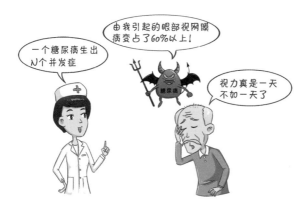

视网膜血管长期处于血液高糖状态下，不仅血管壁的通透性会发生变化，还可能导致微小血管堵塞，造成视网膜血管缺血、缺氧，刺激新生血管出现。此外，这种新生小血管很容易破裂、出血，导致视力急剧下降。病变晚期，还会合并牵拉性视网膜脱离！

由于糖尿病视网膜病变早期症状不明显，人们往往不重视，而等到出现症状时，再进行干预就为时已晚了。

说到这里，"糖友们"可就明白了，为什么眼科医生都会呼吁糖尿病患者除了要严格控制血糖外，还应当定期检查眼底了。

不容小觑的新生儿眼底筛查

　　一位早产宝宝来眼科就诊，竟被诊断为"双眼视网膜脱离"，双眼将面临失明。原来这是个仅29周就出生的早产宝宝，出生时眼底已经出现病变，而当时家长不知道要做新生儿眼底筛查，3个月后发现宝宝眼睛有问题时才来医院检查，已经错过了早期有利的治疗时机，宝宝的视力已无法挽回，家长悲痛不已。

　　医生提示说："有些新生儿出生时眼底可能已经存在病变，家长在早期用肉眼是无法发现的，等到发现异常来医院检查时，已经错过了最佳治疗时机，很多甚至面临失明，诸如上面的病例。"

　　目前新生儿眼底筛查还没有纳入普筛中，家长会带宝宝做新生儿普筛的各项筛查，却不知道眼底筛查同等重要。

　　新生儿眼底病变多样且危害严重，新生儿的家族成员中有眼部疾病，如近视、远视、斜视、弱视、色弱、青光眼、眼底病变等疾病者，新生儿都有必要做一次眼底筛查。

新生儿眼底筛查到底有多重要？

　　新生儿期，是视力发育的关键时期，这个时期宝宝的视觉器官正常接受光线刺激，使宝宝的视功能不断成熟和完善。而很多眼疾会影响或干扰光刺激，从而影响宝宝的视觉发育。比如先天性上睑下垂、先天性白内障、斜视等。

有些先天性的疾病，比如先天性青光眼、早产儿视网膜病变等，如果发现或治疗不及时可能会导致失明，这将给全家都带来遗憾。另外，视网膜母细胞瘤、角膜皮样瘤、新生儿泪囊炎、婴儿性血管瘤等，均需要早发现、早治疗。

小儿眼底筛查什么时候做最合适？

早产儿和足月儿均需要做筛查，但筛查时间不同。

足月宝宝一般在出生 7 天内进行第一次筛查，如果错过这个时间，也可在出生 42 天内进行筛查。尤其是父母有眼疾家族遗传史或者母亲是高危妊娠的孕妇，宝宝应该尽早做眼底筛查。

早产宝宝一般在出生后 4~6 周，或矫正胎龄 31~32 周时进行眼底筛查。需要进行多次检查，家长们必须严格遵照医嘱，按时给宝宝复查眼底。

给宝宝做眼底筛查，会不会对眼睛有伤害？

眼底筛查时宝宝不会有痛苦的感觉。检查前半小时，医生会先用药使宝宝的瞳孔扩大。检查时，医生为宝宝眼睛实施表面麻醉，随后放置开睑器，并在暗室内使用视网膜照相机检查视网膜，记录视网膜病变情况。所以，眼底筛查是不会对宝宝眼睛有伤害的。

保护视力应从重视新生儿眼底筛查开始。提高保健意识，早筛查、早发现、早治疗，给宝宝一个健康、光明的未来。

如何尽早发现宝宝眼疾?

　　每位家长都希望自己的宝宝拥有一双又大又亮又健康的眼睛。可是,有些先天性的眼疾还是会找上宝宝,如果我们尽早发现,尽早治疗,可能会最大限度地挽救宝宝的视力。

　　那么如何尽早发现宝宝眼疾呢?

　　一般新生儿眼睛就有感光功能,2 个月时可以注视物体并追视物体。3 个月时可以出现手眼协调,会用手去抓物体,并开始认识熟悉的家人和物品。6 个月时能分辨熟人和陌生人。1 周岁时可以注视 3 米远的物体,能区别物体形状,开始喜爱看图画。家长要随时注意宝宝生长发育期间的视力变化,如在相应的阶段里达不到上述视力标准,就应引起警惕,尽早去医院检查。

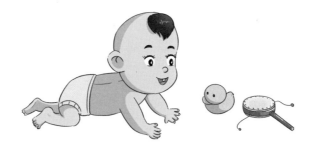

眼前的"不明飞行物"惹人烦
——带你了解飞蚊症

你有这样的困扰吗？总觉得视线里有东西，看起来像是小虫子或是透明的一团小东西，用手去赶，怎么也赶不走，但是你想认真看清楚的时候，它就消失了，只有转移目光时它才会再次出现。不要紧张，这是一种普遍现象，被称为飞蚊症。

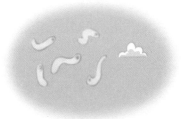

和名字一样，它们有时候真的很烦人，但是它们不是真正的虫子。"飞蚊"看起来像是活的，因为它们一直在运动、变形，但它们只是极小的东西，可能是一点儿细胞、组织或蛋白块，在眼球内玻璃体液悬浮着，是在视网膜上投射的影子。视网膜是眼睛后部对光敏感的组织，玻璃体液是填充在眼球内的胶状液体，随着年龄增长，玻璃体会液化，产生一些混浊物。

因此，飞蚊症正式的名称是"玻璃体混浊"。

眼球动，"飞蚊"也会跟着动，大部分时间，我们无法看到"飞蚊"，只有当它们靠近视网膜的时候我们才会看到。

"飞蚊"在以下情况下会很明显，你盯着颜色单一、明亮的表面，比如空白的屏幕或万里无云的蓝天，背景的一致性会让"飞蚊"更好区分。

几乎每个人的眼睛都会有这种现象，只是数量和大小有所不同。然而，异常多或很大的"飞蚊"影响到了视野，可能是严重情况的标志，需要及时就医。

眼睛里的"飞蚊"需要治疗吗？

有的人觉得，眼睛里的"不明飞行物"真的好烦人，能不能让它"片甲不留"，把它清除干净呢？

飞蚊症根据情况不同，分为生理性飞蚊症和病理性飞蚊症。生理性飞蚊症是玻璃体的自然液化现象，是色素进入团块玻璃体腔形成的。经过一段时间，如果这些现象并没有加重或产生变化，"飞蚊"位置也固定的话可以观察。其实就单个"飞蚊"而言，我们的大脑已经适应了它们并学会了忽视它们，这时不用过于担心，也无须治疗。平时多注意眼睛健康，多做户外运动，增加自身免疫力就可以啦。

病理性飞蚊症可一定要注意了，它一般由严重疾病引起，是因视网膜发生出血、裂孔等病变而引起的。

通过三个特点我们就可以把病理性飞蚊症分辨出来：眼睛有异常闪光；短时间内"飞蚊"数不断增加；视线有被遮挡的感觉。

这时表明玻璃体可能正在急性退化，或有视网膜脱离的危险，应立即前往医院检查，并接受散瞳后眼底的检查。

如何预防飞蚊症呢？

（1）平时注意休息，不要过度用眼。切忌"双目圆睁"，经常眨眼可减少眼球暴露于空气中的时间，避免泪液蒸发。

（2）保持良好的生活习惯，按时作息，睡眠充足，尽量不熬夜。

（3）经常运动，改善眼睛的血液循环。适当运动不仅对全身健康有益，对眼睛来说也是不可缺少的。平时做一做眼保健操，有利于眼部的血液循环。

（4）合理营养，饮食宜清淡，少食辛辣刺激性食物。可以适当多吃一些蛋类、豆类、鱼类、新鲜蔬菜等。

这个病竟然如此可怕
——急性视网膜坏死综合征

不知大家是否听说过急性视网膜坏死综合征，这个病光听名字就觉得可怕，实际上，它确实是一种很可怕的眼科疾病。

它是一种由病毒感染（主要为水痘-带状疱疹病毒和单纯疱疹病毒感染）引起的眼部疾病，可发生于任何年龄，以20~50岁多见。患者发病常常比较突然，且常出现一只眼眼红、眼眶周围疼痛、有刺激感或异物感，而通常会伴有视物模糊，早期一般无明显的视力下降，但在后期可出现显著的视力下降。

那么，我们在生活中应该注意什么呢？

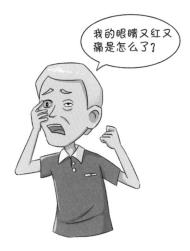

我的眼睛又红又痛是怎么了？

因为急性视网膜坏死综合征主要是由病毒引起的，所以平时要注意观察眼部有无带状疱疹、全身疱疹性病毒损害，或视力下降之前有无病毒性脑炎的发生。

　　并且，这个病发病时不明显，所以如果出现眼红、眼痛或眶周疼痛，早期出现视物模糊、眼前黑影，严重视力下降时一定要引起重视，尽早去正规医院眼科就诊。

角膜、结膜
问题篇

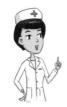

神秘的"珍珠"
——角结膜皮样瘤

今天故事的主人公是小明同学，今年5岁，小小年纪的他最近有一个成长的烦恼……

"大家好，我叫小明，今年5岁了，上幼儿园大班，最近我的朋友们经常盯着我的眼睛看，然后问我这是什么。妈妈告诉我说这是珍珠，可是他们不相信，还笑话我不好看，我生气了！"

我们该如何帮助小明呢？从小明妈妈那里得知，原来在小明出生的时候"黑眼珠"的位置就有一个小白点，当时医生建议观察。后来几年不疼不痒，就没再去复查。小明有时候问起来就告诉他是"珍珠"，没想到这个"珍珠"越来越大。妈妈赶紧带小明去医院检查，确诊为角结膜皮样瘤。经过积极的手术治疗，小明终于"摘"掉了并不好看的"珍珠"，开心地去上学了。

今天我们就来揭秘这颗神秘的"珍珠"——角结膜皮样瘤。

此瘤非肿瘤

角结膜皮样瘤，是一种类似肿瘤的先天性异常，在组织学上并非真正的肿瘤，而属典型的迷芽瘤。

这颗"珍珠"不招人爱

这个角结膜皮样瘤很有可能影响视力和视觉发育，甚至导致弱视。

未侵犯角膜中央的皮样瘤可造成散光

较大的皮样瘤可造成较大的角膜散光

长至中央部位的皮样瘤直接遮挡光线

发现"珍珠"家长应该这样做

（1）首先家长要有一双善于发现"珍珠"的眼睛，日常生活中发现孩子眼部有异常应尽快至医院就诊，以免延误治疗。

（2）坚持复查，注意观察皮样瘤的大小、表面情况是否发生变化，以及皮样瘤对孩子看东西是否有影响。

（3）遵从专业医生建议，积极采取手术切除进行治疗。

（4）必要时进行验光配镜，矫正视力，出现弱视应进行弱视治疗。

警惕近视 "伪装者" ——圆锥角膜

有一种尴尬是 5 米之外 "六亲不认"，10 米之外 "人畜不分"。
我们不是高冷，只是我们看到的世界有点模糊……
因为我们是近视眼，出门忘了戴眼镜。
但也许你的近视眼是圆锥角膜在作怪。

什么是圆锥角膜？

圆锥角膜是以角膜扩张、中央变薄向前突出，呈圆锥形为特征的一种眼病。其特点有：多累及双眼，青春期发病，视力进行性下降。圆锥突起可导致严重的不规则散光及高度近视，视力严重下降。

如何辨别圆锥角膜 "伪装" 面目

该病擅长伪装，当出现下列情况就要引起我们注意了！

（1）视力严重下降，近视度数不断加深。

（2）眼镜总是不合适，频繁更换眼镜，甚至一副眼镜佩戴不超过 3 个月。

（3）角膜外观的改变、角膜凸起变形，而自觉有眼磨症状。

（4）畏光、眩光、复视、暗影等。

它隐藏得那么深，"破坏力" 又那么大，我们该怎么办呢? 早期明确诊断很关键! 循序渐进规范化治疗要给力!

什么是循序渐进的规范化治疗?

圆锥角膜的治疗目的为提高视觉质量和控制病情发展。提高视觉质量的治疗方法主要包括佩戴框架眼镜和角膜接触镜, 控制病情发展的治疗方法主要为角膜胶原纤维交联术, 两者兼顾的治疗方法包括板层角膜移植术和穿透角膜移植术。目前临床治疗圆锥角膜存在诸多误区, 如仅有限掌握 1 或 2 种治疗方法、手术适应证把握不准、过度治疗等。只有对各种治疗方法的特点和适应证全面了解, 才能做到循序渐进规范化治疗圆锥角膜。

小贴士

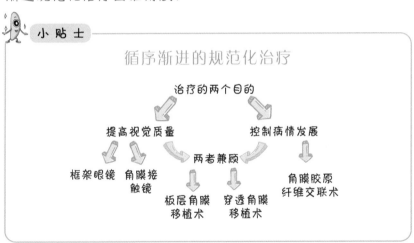

循序渐进的规范化治疗

治疗的两个目的

提高视觉质量　　　　控制病情发展

框架眼镜　角膜接触镜　　两者兼顾　　角膜胶原纤维交联术

板层角膜移植术　穿透角膜移植术

眼科医生温馨提示, 如果出现了圆锥角膜, 要注意以下几点:

(1) 不要揉搓眼睛。

(2) 少看电子产品, 少熬夜, 适度用眼。

(3) 建议近视人群定期进行眼科专业检查。

（4）重视眼睛的任何变化，如有不适要寻求专业医务人员的帮助。

（5）锻炼身体，提高抵抗力。

（6）保持积极乐观的心态。

来自角膜的"深情告白"

亲爱的朋友：

　　你好！我是角膜，是你眼睛里很小的一部分，有些话深藏已久，今天我想认真对你说。

　　其实我并不黑，是低调的透明色。眼球是我赖以生存的家园，最前端有些圆、有些凸的就是我，处于"照相机"的镜头位置。透明性即允许光线透过我，通过瞳孔、晶状体、玻璃体，再照射到视网膜上，可以让你看清美丽世界。当我颜色不一样时，可能是我生病了，记得带我去看医生。

　　我始终位于家的最前端，牢记保卫家园的使命。我有强大的弹力和韧性，维持了家的完整，并保护家里面的众多兄弟姐妹不受伤害。

　　都说我观察敏锐，反应迅速，因为我是人体最敏感的区域，有丰富的神经末梢，能敏感地感受外界的刺激，而迅速做出反应。此外，我的表面覆盖了一层薄薄的泪膜，当你眨眼睛的时候泪液均匀地涂抹于角膜表面。所以在这里我要"自证清白"，迎风流泪真的不是我太娇气。

　　其实我也很脆弱，需要你的呵护与帮助。面对我的强劲对手炎症、外伤、先天性异常、变性、营养不良和肿瘤等我都会变得脆弱，受了伤我会哭、会痛，甚至退缩、投降，但请你不要放弃我，继续和我并肩作战！

"飞叶伤人"带来角膜溃疡

病例1：工作时木屑进入左眼后视物模糊40天，加重1天。

病例2：7天前干活时"三合土"不慎溅入左眼，3天后出现左眼眼红、眼磨疼伴畏光、流泪、视力下降。

病例3：20天前因小飞虫进入左眼，自行用手揉眼后出现左眼眼红、眼磨疼伴视力下降、畏光、流泪。

病例4：右眼被玉米叶划伤后眼磨疼4天、视物模糊2天。

病例5：10余天前无明显诱因出现左眼眼磨、眼红伴畏光、流泪。

他们怎么了？怎么纷纷出现各种眼部不适，甚至视力下降？木屑、土、小飞虫、玉米叶，怎么会有那么强的杀伤力？

没错，武打片场景中的"飞叶伤人"在现实生活中也时有发生，它们可能会让你得一种叫作"角膜溃疡"的病。

我们都体会过口腔溃疡的痛苦，溃疡、出血、触痛，说句话都要小心翼翼。试想溃疡长在眼睛上，且长在了神经末梢丰富的透明角膜上，会发生什么？

一张图解释"飞叶伤人"

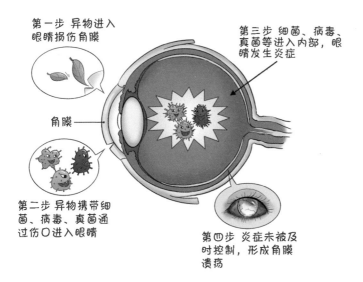

第一步 异物进入眼睛损伤角膜

第三步 细菌、病毒、真菌等进入内部，眼睛发生炎症

角膜

第二步 异物携带细菌、病毒、真菌通过伤口进入眼睛

第四步 炎症未被及时控制，形成角膜溃疡

角膜溃疡是角膜炎的一个发展阶段，坏死的角膜上皮和基质脱落形成角膜溃疡，若病情未得到控制，可能会导致角膜穿孔、眼内感染，甚至眼球被摘除。此外，角膜溃疡的预后差，可能形成角膜云翳、角膜斑翳、角膜白斑、粘连性角膜白斑。

两大类疯狂的"敌军"

（1）感染。在外伤的基础上受到细菌、病毒、真菌等病原微生物的感染，导致较严重的炎症。常见外伤有角膜擦伤、异物伤、倒睫、睫毛刺伤角膜等。

（2）全身性疾病。自身免疫性疾病（如类风湿性关节炎）、糖尿病、营养不良（如维生素 A 缺乏）、艾滋病、梅毒等也是健康角膜的"敌人"。

这些行为给了"敌军"机会

手卫生意识缺乏、经常揉眼、长期佩戴隐形眼镜和美瞳、滥用眼药、用眼过度等不良生活习惯都会给"敌军"入侵健康眼睛创造机会，而导致眼睛产生炎症。

如何加强防卫，不给"敌军"可乘之机？

（1）注意饮食：多吃含维生素 A 丰富的食物，如动物的肝脏、胡萝卜。

（2）注意手部卫生：不用脏手或脏手绢擦眼。眼睛进了异物不用手揉搓。

（3）注意合理用眼：预防在先，从事有危险活动时，须佩戴护目镜。意外发生，不要心存侥幸，及时就诊。感冒、发热时，眼部出现畏光、流泪、疼痛、睁不开眼等症状，应到医院检查。有结膜炎、沙眼、睑内翻、倒睫、慢性泪囊炎者，尽早治疗。合理用眼、劳逸结合。

（4）注意身体疾病：积极治疗全身性疾病。

误入桃花源，警惕结膜炎

阿嚏！阿嚏！

说好的手牵手看十里桃花，我却只能泪流满面，喷嚏连连……

撤吧，撤吧！误入桃花源，眼睛很"生气"，恐怕是过敏性结膜炎又犯了！

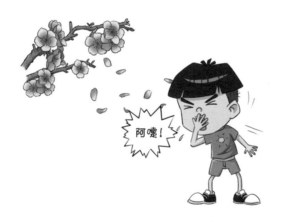

　　眼睛表面（结膜）暴露在空气中，空气中飘浮的各种过敏原随时可以接触结膜。结膜组织中的一种免疫细胞称为肥大细胞。受到外界过敏原的刺激后，肥大细胞表示很"生气"，就从它的肚子里面吐出各种小的颗粒（炎性因子），正是这些小颗粒在"追杀"过敏原的过程中导致我们眼红、眼肿和眼痒。

眼睛奇痒难耐，结膜充血、流泪、眼部分泌物增多、眼睑皮肤红肿等，经常伴有过敏性鼻炎：打喷嚏、揉鼻子。

出现上述症状要及时就医。

这些都是会让眼睛"生气"的理由

过敏原有花粉、屋内尘土、粉尘、尘螨、真菌、动物皮毛、蟑螂、食物、化妆品等，这些都可能引发过敏性结膜炎。

过敏性结膜炎本身不具有传染性，但揉搓眼睛或不注意眼部卫生，可能导致继发的感染性结膜炎。

如何让眼睛不"生气"？

（1）发现和减少接触过敏原。检测并尽量减少接触过敏原，春秋季外出活动时做好防护措施，如戴帽子、太阳镜、口罩等。

（2）生活中注意眼部卫生。枕头、毛巾勤换洗，洗脸盆专用，一人一物。

（3）异物入眼切忌用手揉搓，必要时及时就医。越揉结膜越水肿、越充血，会陷入越痒越揉，越揉越痒的恶性循环。此外，因为角膜上皮是眼睛的护身符，揉眼会破坏角膜上皮这层天然护身符。细菌将乘虚而入导致感染，引发角膜炎，甚至溃疡、穿孔，甚至导致失明。

（4）眼睑部冷敷。热敷会导致局部温度升高，血管扩张，促进血液循环，促使分泌物增多，症状加重，因此不能做热敷。冷敷可降低眼部局部温度，收缩血管，减少过敏化学物质释放，减缓过敏症状。

（5）如果出现过敏反应，及时到医院就诊。如果过敏原已经明确，可以考虑使用脱敏治疗。

（6）用药遵医嘱。局部及全身用药时遵医嘱，按时按量，切不可随意增减或停用药物。

（7）少看电视、少玩电子游戏。长时间使用电子屏幕会加重眼干、眼红、眼痒的症状。

（8）良好的作息习惯。健康生活三部曲：乐观积极的心态、规律的生活作息、健康合理的饮食。

眼睛与螨虫不得不说的秘密

"娃，妈给你发的微信，看了没？他们说'三天不晒被，百万螨虫陪你睡'，以后可得好好晒被子！"

"星期一，新的一周开始了，被子赶紧拿出来晒晒！"

"今天，天气晴，温度 15~23 摄氏度，微风，正是晒被子的好天气！"

"娃，今天你休息啊，醒了就别躺了，被子拿出来晒晒啊！"

重要的事情说三遍：晒被子！晒被子！晒被子！

妈妈为了催我晒被子，什么都干得出来！

晒被子真的有那么重要吗？今天就让我们一探究竟。

"三天不晒被，百万螨虫陪你睡"是真的吗？

螨虫怕光，喜欢潮湿温热的地方，因此床是最适宜螨虫生长繁殖的小窝。床上用品与人体皮肤直接接触，我们身上的汗液、分泌物、脱落的皮屑，都是它的最爱。我们的身体每天都要进行新陈代谢，皮屑不断脱落在床上和被褥上，为螨虫提供了源源不断的食物。一个人一天掉下来的皮屑，大概可以喂饱 100 万只螨虫。

一根睫毛可以寄居 36 只螨虫？

螨虫活跃在我们身体的各个部位，它们喜欢油脂分泌多、毛孔粗大的地方。主要寄居在毛囊和皮脂腺里。每个人的上睑睫毛有 100~150 根，下睑睫毛有 50~70 根，睫毛根部的睑板腺是排泄油脂的重要部位，真是螨虫安营扎寨的最佳地点了。

哪些因素容易导致眼睛螨虫感染？

很多因素会导致眼睛螨虫感染，最常见的是下图所示的几个因素。

生活习惯不佳	生活环境差	爱美不卸妆	身体因素
床上用品不常换洗 熬夜，睡眠不足 常吃刺激性食物 接触宠物不洗手，揉眼睛	气候潮湿 房间不经常开窗通风	经常化妆且卸妆不彻底 化妆品不清洁 经常佩戴隐形眼镜	老年人睑板腺功能差 皮肤问题(如酒糟鼻等)

眼睛螨虫感染会怎样？

首先眼痒，会经常揉搓眼睛，有异物感、眼干、视物模糊、反复眼红、反复睫毛脱落、倒睫等现象。

出现以上症状，提示我们可能得了睑缘炎、睑板腺功能障碍、干眼症、结膜炎或角膜炎等。

如何有效除螨护眼？

要以预防为主，最简单有效的杀螨方式就是勤换洗、晾晒毛巾和被子等会直接接触眼睛的生活用品。另外，眼睛螨虫感染的治疗是个漫长的过程，坚持睑缘理疗很重要。

眼睛长"翅膀"是一种怎样的体验?

对镜贴花黄,没看出自然美,反倒发现眼睛长出了小"翅膀"。年轻时候也是个绣技了得的女子,怎么年纪大了穿针都困难呢?

"医生啊,我黑眼珠长了一个红色的像翅膀一样的东西,视力怎么还越来越不好了呢?"

其实,都是翼状胬肉惹的事。

"翅膀"的真实面目

翼状胬肉,俗称"攀睛眼",是一种眼科常见病和多发病,即眼睛睑裂区长出了一块多余的红肉,红肉组织形似昆虫的翅膀,逐渐"爬"向"黑眼珠",直至长到"黑眼珠"的表面,甚至会遮盖瞳孔。多数患者发病部位在眼睛的内眼角内侧,也有少数人长于外眼角外侧,或同时长于内眼角和外眼角。

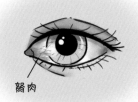

胬肉

这个"翅膀"有点沉重

翼状胬肉在临床上多无自觉症状或仅有轻度眼部刺激症状，较严重的病例可发生不同程度的眼球运动受限。

沉重的翅膀
- 眼部刺激症状（发红、干涩、异物感等）
- 视力下降
- 影响美观
- 眼球运动受限

"翅膀"偏爱这些人

紫外线照射是翼状胬肉发生的最主要因素。

农民、建筑工人、渔民、户外探险者等长期从事户外劳动的人群在部分环境刺激如风沙、炎热、强光、烟尘等因素的作用下，易患翼状胬肉。

长期加班劳累、睡眠不足，有吸烟、饮酒等不良生活习惯的人群也易患上翼状胬肉。

及时"斩翼"，拒绝野蛮生长

（1）减少外部环境刺激，外出活动做好防护措施，如佩戴太阳帽、太阳镜等。

（2）生活规律、睡眠充足、劳逸结合，注意用眼卫生。

（3）饮食清淡，少食辛辣刺激的食物，戒烟戒酒。

（4）观察眼部变化，出现视力下降、畏光、异物感、眼红、眼球运动受限等症状及时就诊。

（5）一经确诊，遵医嘱尽早进行手术治疗。

延续光明，烛照黑暗

我国现有角膜病盲人约 400 万！每年大约新增 20 万人！但目前我国角膜材料可谓杯水车薪，每年捐献的角膜不超过 1 万片！

如果你有一个角膜捐献的机会，可能给予他人光明，你是否愿意了解？

什么是眼角膜？

眼角膜是眼睛前端一层透明生物薄膜，可让光线进入眼内。眼角膜会因为外伤或感染而受损。

什么是角膜移植？

人眼的构造好比一架光学照相机，视网膜、视神经与大脑视觉中枢的功能好比胶卷，虹膜像是光圈，角膜就像是照相机的镜片，角膜如果变得混浊，就好比照相机的镜片磨损了，会影响到照相机影像的质量；如果替换成一个透明的好镜头，又可以照出清晰的照片，这就是我们通常所说的角膜移植。

什么是角膜捐献？

角膜捐献是当人的生命结束以后，选择延续他人光明的爱心活动，是送给盲人的一份光明礼物。

什么样的人可以捐献角膜呢?

（1）捐献者的年龄应在 5～60 岁，性别不限，摘除时间在死亡 6 小时以内最好。

（2）捐献者未接受过角膜屈光手术、白内障及青光眼等眼部手术，无眼部活动性炎症，无眼部肿瘤等。

（3）捐献者未患有法定传染病及白血病、狂犬病、败血症等。

（4）根据医学伦理学，眼球是一个具有独立功能的组织，只有临床宣布死亡，才可以捐献角膜。

角膜捐献后人体是"完整"的吗?

角膜捐献后人体是"完整"的。角膜片大小只有 10 毫米，厚度为 0.5 毫米。

目前，采集角膜的方式主要为原位采集角膜或摘除眼球。随着技术的提升，目前原位采集角膜的方式越来越多地被使用。原位采集角膜的主要原理为最大限度地保留捐献者的眼球组织，仅采集透明角膜及周边少量巩膜组织，采集过程中捐献者不流血，眼内组织可得到良好保留。且切除角膜位置有大小相仿的义眼片或隐形眼镜进行填充，采集后眼睑闭合好，捐献者眼部外观不受影响，不影响遗容。

捐献角膜看个人意愿，家属意愿更重要!

两种情况：生前签署同意捐献协议，过世后，家属不同意捐献，则不能进行捐献。

生前没有签署反对捐献协议，过世后，家属同意捐献，则可以进行捐献。

有人猜测角膜供不应求，应该是"价高者先得"吧？

并不是，拒绝器官买卖！角膜病患者按照预约登记时间和紧急程度排序，无须另外收费。

生老病死，自然法则，没有任何生命体可以违背这一规律。如果这一天到来，你可以选择通过这种形式将生命"延续"下去，把眼角膜捐献给有需要的人，延续光明。

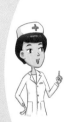

眼整形问题篇

睫毛倒了竟然是种病？

睫毛倒了竟然是种病！是不是很吃惊？睫毛倒了不仅是一种疾病，而且还是眼科常见病，学术名是倒睫。

由于眼睑的睫毛或睑缘的位置异常导致睫毛向内翻卷，损伤我们的角膜或结膜，通俗地说，就是倒睫会损伤眼球的表面。倒睫可以是一根或者多根。你想象一下：如果眼睛进一粒沙子，你肯定难受得什么都做不了，只有不停揉眼睛，不把沙子揉出来誓不罢休。

同样，倒睫的患者因为异常睫毛的"骚扰"，一直会有异物感，并且伴有畏光、流泪、眼痛、眼红等症状。

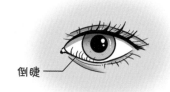

倒睫

小小倒睫危害大

倒睫让人头疼的不是"长歪"的睫毛，而是这"长歪"的睫毛对眼睛的伤害。它除了使倒睫患者有异物感、疼痛、流泪等不舒服的症状外，更严重的是它可能会导致角膜损伤，影响视力，甚至角膜溃疡。

问题如此严重，如何解决呢？

儿童的倒睫要引起重视！对，你没看错，儿童也会有倒睫，而且还是高发人群。为什么儿童也会有倒睫呢？有的是因为肥胖造成的，使眼睑内翻，造成倒睫；有的是因为鼻梁发育不坚挺，也会导致倒睫；有的是内眦赘皮、下睑赘皮造成的倒睫。儿童睫毛比较细软，如果没有对角膜造成伤害，这种由于发育造成的倒睫，一部分可以自愈。如果倒睫严重损伤角膜，甚至合并眼睑内翻，则需要接受手术治疗。手术前，睫毛倒向眼球，摩擦角膜。术后第一天，双眼下睑可见细细的切口及缝线。术后 1 个月，伤口几乎无痕，睫毛不再摩擦眼球。

成年人的倒睫选择多多。如果你不怕疼，可以拿个小镜子把"长歪"的睫毛拔了（注意清洁卫生地处理），不过 2~6 周它又会重新长出来。如果少量睫毛方向异常，可以到正规医院行倒睫电解术，电解异常位置的睫毛毛囊，达到倒睫不再生长的目的。不过，由于我们的毛发都有生长期、退化期和休止期，所以处于休止期的毛发无法电解破坏掉，需要等到其生长期治疗才有效，因此电解倒睫需要多次治疗，效果才好。

先天性上睑下垂的危害

人类视觉发育研究显示，3岁前为视觉发育关键期，12岁前为视觉发育敏感期。在这些时期内，如果孩子有先天性上睑下垂，会给视功能发育带来不良后果，特别是单眼先天性上睑下垂，它是造成儿童弱视的原因之一。

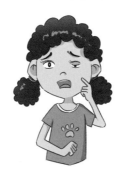

患儿为了看清楚东西，常采取抬高额头、提高眉毛做仰头的姿势，这就会造成眉毛位置上移，额纹变深，甚至养成仰头视物的不良习惯。

上睑下垂还会影响孩子的全身发育，如影响孩子行动能力、认知能力、语言能力等方面的发展，会给孩子日后的生活、学习、就业带来困难。

上睑下垂如何治疗?

先天性上睑下垂的治疗

先天性上睑下垂以手术治疗为主。如上睑下垂遮盖瞳孔，为避免影响儿童视力发育，造成弱视，尤其是单眼患病儿童，应尽早手术，一般在 3 岁左右考虑手术。此外，上睑下垂明显影响外貌，影响儿童心理健康发育的，也可尽早手术，一般可在学龄前手术。对于轻度的先天性上睑下垂，没有影响视力，而且对孩子外貌也没造成明显影响的，既不会造成弱视，又不会因为外观影响孩子心理健康的，可以在 12 岁以后手术，此时孩子能够配合局麻、肌肉发育更成熟，手术效果更稳定。

后天性上睑下垂的治疗

因身体其他疾病或其他眼部疾病所致的上睑下垂，需要先去神经内科或眼科治疗相应的原发病，效果仍是不佳或者上睑下垂情况稳定后 1 年以上再考虑手术。

就目前的医疗发展水平而言，上睑下垂的手术成功率很高，但是手术都是有风险的，孩子做完手术可能出现眼睑闭合不全、上睑内翻、倒睫、欠矫、过矫、暴露性角膜炎等。所以建议去正规医院进行手术更安全。

关于上睑下垂的手术有哪些误区？

上睑下垂的手术目前来说比较普及，就是我们常说的"割双眼皮"，这个大家都不陌生，漫天的广告不想看都不行，那效果真的像他们说的这么神奇吗？

美容院的"新技术"多，效果好？

美容院夸得天花乱坠的"纳米无痕""芭比美眼""85度翘睫双眼皮"等技术，看着很心动，仿佛你和海报上美女的差别就在于双眼皮。但这些都只是有噱头的名字而已，手术常用两种方式，万变不离其宗。一种皮肤有切口，一般都会有瘢痕，不过有的切口相对较小。另一种通过埋线，伤口恢复得好，一般能做到相对无痕。但是其他情况比如做提上睑肌调整或切开双眼皮，睁开眼睛可能看不到瘢痕，闭上眼睛还是能看到细细的一道瘢痕的。所以你理解的"无痕"和美容院说的"无痕"不是一个效果。当然，随着时间的推移，一般术后 1 年瘢痕会淡化，也不会特别影响外观。

眼皮割得越宽越好，以后长着长着就自然了？

如果刻意去做很宽的双眼皮，会大大增加术后并发症的风险，如睑裂闭合不全，也就是我们俗称的"兔眼"。此外，也可能造成上睑下垂、上睑的异常粘连等。所以适合自己的宽度才是最好的。

做完上睑下垂手术后，左右眼必须一模一样？

即使没有上睑下垂，我们的左右眼也不可能是完全一样的，所以即使做完手术也不能做到左右眼一模一样，毕竟这不是复制粘贴就能解决的问题。当然，力求自然是每个整形医生的追求目标。

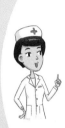

眼外伤
问题篇

生活中常见的角膜外伤，你了解了吗？

医生，医生，快帮我看看！

我的眼睛被紫外线照得睁不开了；

我的眼睛里进了铁渣；

我的眼睛里进了胶水；

我的眼睛被烫伤了；

我的眼睛被剪刀划伤了；

我的眼睛被树枝划伤了；

我的眼睛被爆竹炸伤了……

大千世界无奇不有，岂不知小小眼睛每天面临这么大危险！

眼睛是心灵的窗户，是人体宝贵而又脆弱的器官，而角膜是眼球前面最外层的透明薄膜，在日常生活中，人们稍不注意就会因异物、外伤等损伤角膜。如果没有及时去医院就诊，因耽搁时间继发感染，可能引起眼睛失明甚至危及生命。

常见的角膜外伤有哪些？

（1）电光性眼炎。电光性眼炎又称紫外线眼伤，是因为受到过度的紫外线辐射，对角膜、结膜造成了损伤而导致的炎症。例如，电焊工作中电焊弧发出的大量紫外线直接照射到眼睛会使眼睛受伤。

处理方法：尽量闭眼睛好好休息，减少睁眼闭眼及眼球活动，也可以抗感染联合使用眼药水点眼；用冰块给眼睛降温，可以缓解疼痛；外出时做好眼部的防护。

（2）角膜异物。空气中的飘浮物、枝叶、金属铁屑进到眼睛里都可能导致角膜异物。

处理方法：尽量不要用手揉搓受伤的眼睛，避免异物对角膜摩擦造成再次伤害，应立即到医院就诊取出异物，给予预防感染的眼药水，注意复查，观察有无感染。

（3）化学伤。化学伤是指化学物品或药品的溶液、粉尘等接触到眼睛对眼睛造成的伤害。

处理方法：应该就近立即冲洗受伤的眼睛，冲洗时间大概 30 分钟后尽快去医院就诊。如果有生石灰进到眼睛里，应该把生石灰取出来后再进行冲洗，避免水和生石灰反应放热加重对眼睛的伤害。在用水冲洗的时候可以翻开上下眼皮、转动眼珠充分冲洗，做完初步的冲洗之后立即去医院就诊。

（4）烟花爆竹伤。每年春节前后好多人都因为燃放烟花爆竹导致眼睛受伤，此类外伤患者多见于孩子和青壮年。

处理方法：应该用洁净的物品覆盖受伤的眼睛，轻轻覆盖伤口但不要压迫眼睛，做完初步处理立即去医院就诊。

角膜外伤如何预防？

角膜外伤的种类很多，生活中我们防不胜防，所以为了减少角膜外伤的发生，我们应该做好眼睛的防护。

（1）在从事焊接工作或在紫外线环境工作时，避免眼睛直视，应佩戴防护面罩。

（2）佩戴护目镜，防止角膜异物伤。大多数角膜异物伤患者，都是在没有佩戴防护眼睛的情况下工作，工作过程中异物进到眼睛里所导致的。

（3）在使用液体清洁剂或者液体的化学品前，要做好眼睛的防护，避免化学品进到眼睛里对眼睛造成伤害。

（4）大家在户外活动的时候，尽量不要在枝繁叶茂的地方穿梭，避免枝叶划伤眼睛。

（5）按规定安全燃放烟花爆竹，避免儿童接触烟花爆竹等危险物品。

小小灯管危害大

5 岁小男孩阳阳家里新装了紫外线消毒灯，可把小家伙新奇坏了，一直盯着灯光看了很久，之后出现眼痛、流泪、眼睛睁不开的症状。家长也不知道原因，近期小家伙也没有受到眼部创伤啊，怎么会突然睁不开眼睛呢？原来小家伙是得了电光性眼炎，家里新装的紫外线灯就是罪魁祸首。

什么是电光性眼炎呢？

大家都知道，紫外线可以使蛋白质变性，紫外线长时间照射，会对眼睛的角膜上皮和结膜造成损害，从而引起炎症，被称为电光性眼炎，又称为"雪盲"。

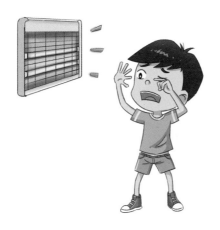

如何避免眼睛受紫外线伤害？

那我们在生活中怎么做才可以既保留了紫外线消毒的效果，又可以保护眼睛免受紫外线的伤害呢？

我们应该选择在儿童外出玩耍或者睡觉时进行紫外线消毒。另外，消毒时，应尽量保持物品的清洁，收拾掉多余的堆积物品，因为紫外线是短波长光，只能对物品表面进行消毒，也正是因为这样，紫外线照射损伤一般比较浅，但是会导致眼痛、畏光、流泪等不适症状。若经过紫外线照射之后，眼部出现不适症状，要及时去医院就诊，检查眼部损伤情况，及时用药。

万万没想到，学习用具也能伤害孩子的眼睛

小王同学在课间与同学打闹的过程中，不慎被铅笔划伤了眼睛，短暂的疼痛、畏光、流泪之后，并没有其他症状，他就没有告诉家长。谁知道接下来的几天看东西越来越不清楚，告知家长后才到眼科就诊，检查后发现眼内存留有大概 3 毫米的铅笔异物，经手术治疗后，左眼视力仅有 0.2。

孩子一出生，安全问题就是家长的头等大事，尽一切办法想使自己的孩子处在安全的保护圈内，可是万万没想到，小小的铅笔也会成为伤害孩子的凶器。

角膜受伤后都有哪些症状呢？如果发生角膜划伤，我们应该怎么处理呢？我们又该如何预防这种情况的发生呢？

角膜划伤后会出现疼痛、畏光、流泪、睁眼困难等症状，一般 24~48 小时可自行恢复。角膜穿通伤则会有明显的眼疼、流泪和视力下降等症状。

发生角膜划伤时，一定要到正规的医院就诊，明确角膜伤的类型，积极配合治疗。

首先，家长要教育孩子，受到任何伤害时，一定要第一时间告诉家长。其次，要提高孩子的安全意识，教会孩子辨别危险器具，玩耍时要远离它们。

石灰眯了眼睛，伤害可不小

有人在施工时，眼睛不慎进了石灰，简单拿水冲了之后，看东西越来越模糊，去医院就诊时，却发现自己角膜溃疡、穿孔，甚至要做角膜移植手术……

为什么石灰不慎入眼，会对眼睛造成这么大的危害呢？

其致伤的原理主要是石灰属于碱性物质，石灰入眼后，与眼内的脂肪物质发生反应，形成能够双向溶解的化合物，能够很快渗透眼表组织，扩散到深部，创伤是进行性扩大的。所以看似不严重的眼部碱化学烧伤，往往几日之内就会造成不可挽回的后果。

造成眼部碱烧伤的常见物质有哪些呢？

生活中常见的眼部致伤物质为氢氧化钠、氨水、生石灰、干燥剂等。

碱性物质进入了眼睛，我们应如何处理呢？

如果是大块的碱性物质进入眼睛之后，我们应该先擦除大块固体物质，以免造成热灼伤。然后应该立即就地取材，冲洗受伤眼睛。如果没有生理盐水，用流动水代替，冲洗时翻开上下眼皮，眼球最大范围地转动，保证彻底冲洗眼球表面，持续冲洗半小时，将危害降到最低。冲洗必须争分夺秒，即便在无人帮助的情况下，受伤者也应自己进行处理，最好是将面部浸在水中，扒开上下眼皮，眼球来回转动，持续 20~30 分钟。

采取以上急救措施后，一定要立即前往正规医院进行相关检查，采取相应治疗，将伤害降到最低，以期最大程度地保留视力。

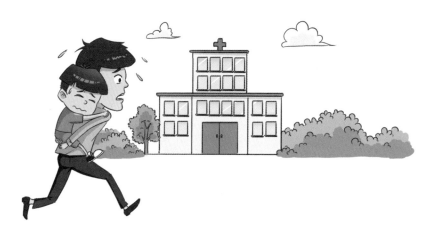

爆竹声中辞旧岁，别让眼睛遭了罪

　　爆竹声声辞旧岁，梅花朵朵迎新春。过年是什么？过年就是丰盛的年夜饭、一年一度的央视春晚、收不完的大红包以及燃放不完的爆竹……这是很多 80 后、90 后人群对过年的印象。然而，却不知道，爆竹对不少家庭造成了不可挽回的伤害。

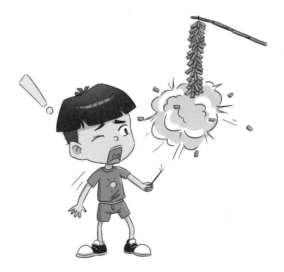

　　哪些情况下容易发生眼爆炸伤呢？

　　（1）俯身查看"哑炮"时，哑炮突然爆炸，被炸伤。

　　（2）将燃着的爆竹投入玻璃瓶、易拉罐等封闭或者半封闭容器内，被玻璃碎屑或者金属碎屑炸伤。

（3）将燃着爆竹埋入沙石中，被崩起的石子击伤。

如何预防眼爆炸伤的发生呢？

（1）一定要到指定烟花爆竹售卖点购买正规烟花爆竹。

（2）存放和点燃烟花爆竹应避开可燃物。

（3）儿童及未成年人燃放烟花爆竹时要有成年人现场看管。

（4）成年人应避免酒后燃放烟花爆竹。

（5）燃放烟花爆竹时，避免近距离观赏。

一旦发生眼爆炸伤，我们应该怎么办？

一旦发生眼爆炸伤，我们应该冷静处理，做到四不要：

（1）不要自己用自来水冲洗眼睛，以免引起各种菌群的感染。

（2）不要压迫被炸伤的眼球，以免用力过大将眼内容物压出。

（3）不要舍近求远，应该就近就医。

（4）不要吃饭、喝水。严重爆炸伤可能需要接受全麻手术，术前必须禁食禁水 8 小时以上。

如何正确防范儿童眼外伤?

刚满9岁的萱萱,平时在奶奶家生活,奶奶做针线活儿时突然扑向奶奶,右眼不慎被剪刀扎伤;8岁小女孩乐乐,敲击塑料筷子时被筷子弹伤致右眼眼球穿通伤;6岁小男孩壮壮,在随父母外出吃饭时,右眼被竹签戳伤……

儿童是祖国的花朵,是"家长的心头肉"。儿童的健康、安全问题直接关系到这个孩子的未来,这个家庭的幸福。儿童眼外伤一直是眼外伤的一大群体,而大部分的眼外伤都是可以预防的。家长应重视日常眼外伤的防护及教育工作,保护好心灵的窗户,切莫因为一时疏忽,后悔一辈子。

在生活中我们如何预防儿童眼外伤的发生呢?

(1)从小对孩子进行教育,让他们知晓眼睛受伤的危害及可能造成的严重后果,让孩子建立起保护眼睛的意识。

(2)对家里尖角的家具(如桌角、椅子棱等)进行软包,避免孩子玩耍时的意外碰撞。

(3)不要让孩子玩耍尖锐的物品,如针、刀片、剪刀、铁丝等,老年人做针线活时,要远离孩子,避免意外刺伤孩子。

(4)家长为孩子购买玩具时,不要选择冲击力较强的玩具枪、弹弓等,避免孩子玩耍时被玩具意外崩伤。

（5）请务必让孩子远离各种化学物品，如酒精、石灰、水泥等。

（6）保证孩子远离烟花、爆竹，需燃放时，必须由大人陪同。

（7）与小动物玩耍时，避免让孩子靠得太近，以免鸟类啄伤或者猫、狗抓伤孩子的眼睛。

（8）要教会孩子在打球、追逐时，注意自我保护，避免球或手撞伤眼睛。

（9）要告诉孩子，如果在活动或者玩耍时伤及眼睛，要立即告诉家长或者老师，前往医院详细检查，切勿拖延时间，贻误治疗时机。

（10）注意激光、日光、紫外线灯对儿童眼睛的伤害。儿童玩具激光笔虽然功率不是很大，但是对眼睛还是可能造成不同程度的伤害。另外就是日光，虽然我们很少盯着太阳看，但是在日食的时候，会有孩子不加防护地好奇去看，最终可能导致黄斑灼伤，视力不同程度下降。

以上就是避免儿童眼外伤的注意事项，孩子的事无小事，保护好眼睛关系到孩子的一生。

一不小心成了"熊猫眼"?

同事小李有个高大帅气的处于青春期的弟弟，有一天，他突然瘀青着眼睛来找姐姐，小李非常生气，谁知细问之下才知道，原来是弟弟在打篮球的时候，不小心被同伴用胳膊肘撞了一下，结果就成了"熊猫眼"了……

在生活中，像这种不小心碰到眼睛的情况，还是挺多的。你看隔壁的王叔叔，又不小心撞到了门框，也成了"熊猫眼"。

关于"熊猫眼"我们要注意些什么呢？

（1）眼部外伤之后出现瘀青，是由于外伤引起的皮下毛细血管出血所致，为了减少进一步出血和渗出，伤后应立即冷敷，而且宜持续冷敷，直至肿胀消退，睡眠时间无须冷敷，以免睡着了意识不清，引起冻伤。

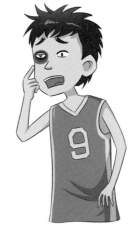

（2）在受伤 24 小时之后，需要热敷，热敷有利于促进血液循环、加快瘀青的消散。可以用瓶装热水热敷，需包裹毛巾，以防烫伤。还可以用煮熟的剥了皮的鸡蛋，稍冷却后在瘀青处滚动热敷。

（3）为安全起见，受伤后最好及时到医院进行相关检查，防止有不易察觉的眼眶、眼底损伤，治疗不及时，影响视力。

（4）经常磕磕碰碰的成年人，一定要查明磕碰的原因，以防是因为视神经受损、视野缺损等眼部疾病引起的外伤。

眼球穿通伤会自己愈合吗？

眼球穿通伤是不会自己愈合的，需要立即就医。那眼球穿通伤是什么呢？简而言之，锐器或者异物使眼球壁穿通，就称为眼球穿通伤。常见的异物有钉子、铁屑、剪刀、针、玻璃等，受伤之后有强烈的疼痛感，且视力急剧下降，会感觉到"热乎乎的眼泪"流出，这可能就是眼球内容物流出。

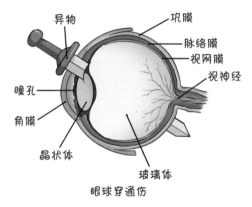

眼球穿通伤

受伤后，在前往医院之前，我们可以做些什么呢？

受伤之后一定不可把致伤物拔出，切忌把脱出的眼内容物送回眼眶，或者用水冲洗，以上方法只会加重损伤、也可能引起感染。不可尝试拿掉致伤物，也不要擦拭伤口处的血痂，应立即以清洁敷料轻轻包扎，前往医院，由专业医生根据伤情进行治疗。同时伤员应尽量避免咳嗽、颠簸及低头动作，防止眼内容物的进一步脱出。

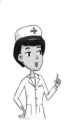

泪道
问题篇

见风流泪，只因我对这片土地爱得深沉？

最近刘女士因见风流泪、遇到冷空气流泪而苦恼不已，身边的人总会关心地问她："您这是怎么了？"刘女士尴尬，又不知道怎么解释。

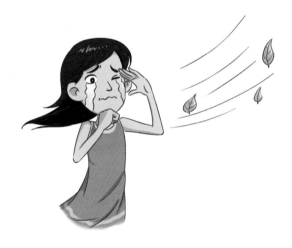

有的人一言不合就流泪，会有一个来自灵魂的拷问：见风流泪，只因我对这片土地爱得深沉？现在告诉你们答案，不，你可能只是泪道阻塞了。

泪道阻塞性疾病是指各种原因引起的以泪道阻塞为病理特征，以流泪为主要表现的一组疾病。究竟是哪些原因引起的呢？通常是由眼睛局部炎症、肿瘤、结石及异物、外伤、先天性因素、泪道邻近组织的疾病（如鼻息肉等），以及全身性疾病引起的。

　　泪道阻塞可能发生在泪道的任何一个位置，不同的位置有不同的治疗方案，因此你可不能小瞧泪道阻塞了，它可能需要通过做手术才能根治。

流泪只是泪道阻塞的冰山一角

　　泪道阻塞会严重拉低你的颜值，你以为泪道阻塞是看起来梨花带雨，楚楚可怜，事实上你的眼睛除了流泪还会上睑外侧发红、肿胀，甚至睑缘呈横 S 形下垂等。话不多说，请看下图。

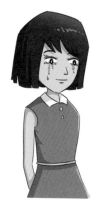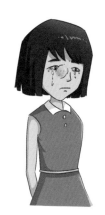

你以为的泪道阻塞　　　　实际的泪道阻塞

　　起初你不在意该症状，但泪道阻塞造成泪道内容物潴留，细菌滋生。细菌无论强不强，你的泪道都要遭殃。细菌不强，发展成慢性炎症，最后造成泪管永久性阻塞。而细菌较强，先进入泪囊，而你刚好免疫力低下，它就能造成你发热、头疼和全身不舒服，影响你的生活质量。

　　假如你的拖延症又犯了，你还要等等再去医院，那泪管内滞留的细菌形成脓肿，脓肿可自行穿破并源源不断地排出脓液，形成瘘管。它可是有名的"钉子户"，你想根治它，但是瘘管可不想离开你，它仍然会反复发作。

最后你的泪管不停地流脓，你认为只是流脓而已，没什么大不了，那你可大错特错了，但凡你戴美瞳时候指甲不小心划伤角膜，或者其他物品不小心进入眼睛造成眼睛的损伤，这些细菌就会乘虚而入。严重的可能发展成为角膜溃疡、眼内炎等疾病，这些可是会造成眼睛失明的疾病。

任何疾病，做到及时发现、及时治疗，受益人永远是自己呀！

宝宝满含泪水，家长需谨慎！

眼科门诊总是遇到这样的情况。还在襁褓里的宝宝，被家长焦急地抱到医院，"医生、医生，你看我家宝宝刚出生不久，眼里总满含着泪，有时还有很多眼屎，宝宝这是怎么了呀？"

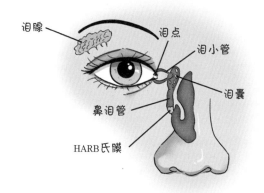

在正常情况下如果宝宝没有哭，眼睛里却充满泪水，还有很多眼屎，那家长就要谨慎对待了。宝宝可能得了新生儿泪囊炎，应尽早带孩子到正规医院就诊，但也不必惊慌。

新生儿泪囊炎是什么疾病？

新生儿泪囊炎又称先天性泪囊炎，是眼科常见的疾病，是由于鼻泪管下端开口处的胚胎残膜在发育过程中不退缩，或因开口处被上皮碎屑所堵塞，致使鼻泪管不通畅，泪液和细菌潴留在泪囊中，引起继发性感染所致。

新生儿泪囊炎该如何治疗呢？

知己知彼方可百战百胜，既然我们了解了新生儿泪囊炎的根本原因，就好对症下药了。绝大多数胚胎残膜可在孩子出生后 1～2 个月内自行萎缩而使鼻泪管恢复通畅，可先给患儿局部按摩，结合抗生素点眼的方法进行保守的治疗。

6 个月以下的患儿可先进行泪囊区加压按摩，按摩者在按摩前要修剪指甲，清洗双手，将患儿眼部分泌物清理干净，再给患儿进行按摩，按摩时为避免戳伤患儿眼睛应该先固定患儿头部。

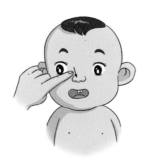

第一步用食指指腹贴在患儿的鼻子根部进行按压；第二步用食指指腹沿患儿的鼻骨从泪囊区有规律地轻轻向上推轻轻挤压，把患儿泪囊内及泪道内的分泌物尽量地挤出来；第三步用指腹向下挤压，将泪道内的空气通过挤压达到鼻泪管处的胚胎残膜，使泪道通畅。由于患儿年龄比较小，皮肤比较嫩，鼻梁的发育还不是特别完善，按摩时不要用太大的力量。给患儿按摩结束以后，将挤压出来的脓液清理干净，并遵照医嘱用抗生素眼药水，每天按摩 3~4 次，每次按摩 5~6 下，大部分患儿能够痊愈。

泪囊中的脓性分泌物通过挤压排到结膜囊内，可能会导致结膜炎或角膜炎的发生，因此，如果出现相关疾病的症状或体征，需要在医生的专业指导下进行合理的诊治。另外，为了更好地配合治疗，在哺乳期的妈妈们要注意均衡搭配合理膳食，应该食用一些清淡的食物，不要食用刺激性、辛辣的食物。

 小贴士

新生儿泪囊炎局部按摩注意事项

（1）不要在患儿哭闹或者患儿饥饿的情况下给患儿按摩，可以在患儿安静休息的时候给患儿按摩。

（2）给患儿按摩的时候力度要均匀，避免按摩力量过大损伤患儿的皮肤。

（3）给患儿用药的时候，注意眼药水的药瓶口要和眼睛保持1-2 厘米的距离，避免交叉感染。

保守治疗没有效果该怎么办？

如果保守的治疗方法没有效果，可以考虑采取为患儿进行泪道探通术的方法进行治疗，对于新生儿泪囊炎的治疗，争取早发现、早治疗。如果新生儿泪囊炎长时间得不到治疗，有可能因为泪道的炎症持续导致形成永久性瘢痕性泪道闭塞。

为什么她总是泪眼蒙眬?

春秋季节,眼睛经常流泪,看起来红肿,眼周皮肤有潮湿甚至出现湿疹,用手指按压内眼角处,有黏液或白色分泌物从眼角流出。不要认为这是着急上火导致的,其实是由于鼻泪管阻塞或狭窄引起的慢性泪囊炎,这种疾病常见于中老年女性。通常还合并沙眼、鼻炎、鼻息肉、泪道外伤、下鼻甲肥大、鼻中隔偏曲等疾病,造成阻塞鼻泪管,泪液不能及时排出,长期滞留在泪囊内。

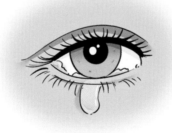

慢性泪囊炎为什么会产生脓性分泌物呢?这是因为长期滞留在泪囊内的泪液不能及时排出,由于葡萄球菌、肺炎球菌等细菌不断滋生,刺激泪囊壁,导致泪囊黏膜慢性炎症,引起黏液性或脓性分泌物。

慢性泪囊炎怎样治疗呢？

（1）泪道冲洗适用于刚患此病的患者，可使用抗生素眼药水，如左氧氟沙星眼药水、妥布霉素眼药水等，每天4~6次。在用药之前用无菌棉签清洁睑缘，按压泪囊部挤净分泌物，使用生理盐水冲洗泪道，同时联合鼻腔疾病的治疗药物。

（2）泪道探通术适用于鼻泪管出现部分狭窄的患者。

（3）泪囊鼻腔吻合术适用于泪点和泪小管正常者。

（4）泪囊摘除术适用于泪囊过分狭小，或患者年老体弱或伤后有严重瘢痕者。

做好个人卫生，让你远离泪道阻塞

害怕自己得泪道阻塞？莫要怕，教你几步远离它。

首先，做到勤洗手。教你七步洗手法，让细菌、病毒统统走开。具体怎么洗，可以参考下图，一定要记得洗手搓揉时间大于 15 秒，不准偷懒哦。

七步洗手法

掌心相对，手指并拢，相互搓搓

手心对手背沿指缝相互搓搓，交换进行

掌心相对，双手交叉沿指缝相互搓搓

弯曲各手指关节，双手相扣进行搓搓，交换进行

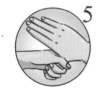
一手握另一手大拇指旋转搓搓，交换进行

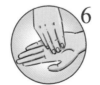
一手指尖在另一手掌心旋转搓搓，交换进行

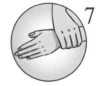
如有必要，搓搓手腕，交换进行

其次，要注意切勿揉眼睛。这句话是不是很耳熟？眼睛一痒就想揉眼睛，越揉越舒服，这时候家长就要上场了，制止你用手揉眼睛。小朋友，你是不是有很多问号？那眼睛痒

怎么办？你可以通过用力眨眼睛，向远处眺望，或者转动眼球来缓解眼痒的症状。那为什么不提倡用手揉眼睛呢？因为用手揉眼睛不仅可能造成眼睛物理性伤害，而且手上的细菌、病毒可能会进入眼睛，造成结膜炎等眼科疾病。

再次，还需要做到毛巾等私人物品和家人分开使用，不定时用热水杀菌，或在太阳下暴晒。

风沙天外出时戴上防护眼镜，可以减少外界对眼睛的刺激和损害。

眼睛需要我们每个人细心呵护，养成良好的卫生习惯，能帮助我们预防大部分的眼科疾病。

小儿弱视、斜视问题篇

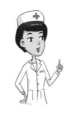

不可不知的小儿弱视

如果孩子视力不好，去医院诊断为弱视，想象着孩子的童年就要和大大的眼镜一起度过，对家长来说，无疑是个晴天霹雳。那究竟什么是弱视，视力不好到哪个地步才算弱视呢？

弱视主要指在眼球及眼睛其他部分没有明显器质性病变情况下，最佳矫正视力达不到和发育期相符的视力值的功能性疾病。具体是指：3 岁儿童的视力小于 0.5，4~5 岁儿童的视力小于 0.6，6~7 岁儿童的视力小于 0.7，7 岁以上儿童的视力小于 0.8 或儿童两眼最佳矫正视力相差两行或更多，较差的一眼为弱视。

若患儿在学龄前弱视能得到有效的治疗，则大部分患儿最终可摘除眼镜，恢复正常视力。弱视并不可怕，只要家长带着患儿在正确的时间里做正确的治疗，都能拥有一个光明的未来。

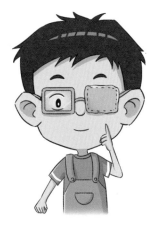

弱视就是近视吗?

  弱视就是近视吗?估计好多家长都有这样的疑问,不都是视力不好吗,弱视和近视有哪些区别呢?区别大着呢,因为近视和弱视是两种完全不同的眼科疾病,所以,孩子视力不好千万不要盲目佩戴近视镜,否则视力不仅得不到恢复,而且还会产生其他不好的影响。简单来说,弱视就是指配镜纠正之后视力仍不到正常值(小于 0.8)。近视则是指通过配镜矫正后的视力能达到正常值。

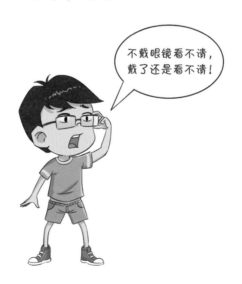

  有些家长不想让孩子这么早戴眼镜,所以选择等孩子年龄稍大些再带孩子来医院检查、治疗,或者纵容孩子佩戴眼

镜的时候养成戴戴停停的不良习惯。这样，只会让孩子错过治疗弱视的最佳时间。研究表明，孩子弱视治疗的黄金期是3~6岁，而年龄越大治疗效果越不好，一般前几个月选择配镜观察，如果视力仍然没有改善，则选择进行弱视训练。

目前最常用的弱视训练就是遮盖治疗，针对单眼弱视的孩子通常遮盖优势眼，但是不同年龄段的孩子遮盖天数和打开天数可是完全不同的哟！双眼弱视的遮盖治疗就要考虑良多，需要根据年龄、弱视程度、屈光度数等，采取双眼交替遮盖治疗。读到这里你应该知道，遮盖治疗方案需要量身定做，要去正规医院咨询医生。

长时间用眼，还要警惕突然"斗鸡眼"

现代社会中，长时间盯着电脑或手机屏幕成了大多数人的常态。长期近距离用眼，除了会导致近视加深外还会引起另外一种严重的眼病：急性共同性内斜视，俗称"斗鸡眼"。

早期的斗鸡眼可能外观没有明显的异常，但患者会自觉看不清，视物成双，即复视，遮住一个眼后复视消失，且比双眼一起看更清晰。急性共同性内斜视近年来发病有明显上升趋势，临床报道越来越多，可能与智能手机的普及和远程教学及办公的增加有关。由于长时间视物过近，导致眼的集合与分开之间的力量不能平衡，最后导致内斜视。

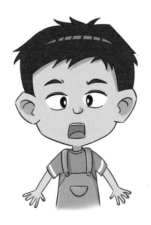

在此，提醒大家注意科学用眼，每隔30分钟要向窗外看一看，也可以选择去听一些娱乐和学习节目，注意劳逸结

合，不要熬夜看手机。最好的方式还是去做户外运动，眼睛不仅能看到周围绿色的植物还能远眺，使眼睛处于非常舒服的状态，最关键的是视网膜在自然光线刺激下有利于它的生长发育和修复。

当然，急性共同性内斜视的发生除了与近距离用眼（看东西时物体距离眼睛小于 33 厘米）有关外，一些颅内疾病也可以引起急性共同性内斜视。因此，如果你突然视物成双一定要到正规医院及时就诊。

带你认识小儿斜视

"我家孩子眼睛是不是有问题，平时喜欢斜眼看人，看电视的时候也会歪着脑袋。"请注意，当孩子有这样的表现时，有可能是"斜视"了。

我们平时说的"对眼""斗鸡眼""斜白眼"都属于斜视，具体是指两眼不能同时注视同一目标，出现一眼注视目标时，另一眼偏离目标的状态。通常根据眼位偏斜方向，分为内斜视、外斜视和上斜视、下斜视。

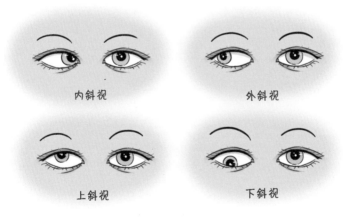

斜视是眼科常见病，患病率在 3%~4%，并且有逐年上升的趋势。尤其寒暑假是家长带着孩子去医院就诊的高峰期，家

长对斜视的关注和疑问也越来越多，所以在生活中家长要多多关注孩子的眼睛问题，有异常及时到正规的医院就诊。

教你几个小妙招，在家也能查孩子斜视

家长怎么判断孩子是否存在斜视呢？观察孩子的日常行为。家长多注意孩子平时行为表现，假如看东西有以下的习惯，家长们就需要警惕了。例如喜欢歪头、斜眼、眯眼看东西，看东西时常常皱眉，白天与夜晚视物有区别，看电视姿势奇怪或者距离过近等。

还有哪些方法能检查孩子是否斜视？

观察瞳孔情况。瞳孔就是我们常说的"黑眼珠"，家长可以观察孩子瞳孔是否在一个水平线上，左右瞳孔是不是对称。

观察眼球运动。在孩子眼前放 1 个玩具，随着玩具的运动，观察孩子的眼球能否准确跟着移动。

遮眼试验。在孩子眼前放 1 个玩具，吸引孩子注意力，这时候用手或者其他东西遮盖孩子的一只眼睛，观察孩子反应。若出现哭闹或不肯注视，提示没有遮盖的眼睛的视力可能异常，这个试验应两眼都进行比较。

在孩子眼前 33 厘米左右的地方，用玩具或者动画吸引孩子注意力，一位家长使用聚光手电筒检查。另一位家长用手或者其他东西遮盖孩子的一只眼睛，以光点在瞳孔的位置来判断孩子眼位是否存在异常。正常情况下，光点应该在瞳孔中央，若光点出现在靠近鼻侧瞳孔缘为外斜，出现在靠近

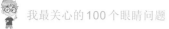

太阳穴的那一侧瞳孔缘为内斜。

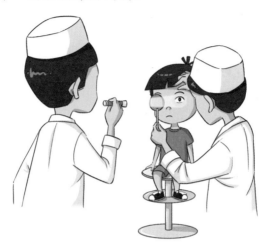

小儿斜视危害知多少

　　斜视患儿在容貌上会与常人有些不同，在学校可能会被同龄人无心地嘲笑，给孩子带来心理伤害，不利于孩子心理健康发展，可能会形成自卑、敏感的性格特征。

　　斜视可引起"斜视性弱视"，影响视力的发育，最终发展成弱视，不能准确地分辨物体的前后、深浅距离。这就导致孩子以后选择某些职业会受到限制，如不能从事飞行员、宇航员、司机、医生等需要精细操作的职业。

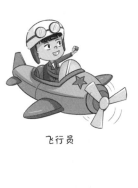

飞行员

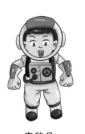

宇航员

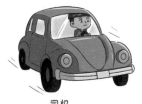

司机

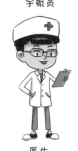

医生

斜视患儿看东西时因为视野混淆，有时候看东西会重影，为了摆脱这种看东西不舒服状态，孩子往往会采用歪头、侧脸等特殊头位来代偿。若不及时治疗，会导致脊柱侧弯、面部骨骼发育畸形等问题。

迷茫！斜视的孩子几岁手术好？

对于斜视患儿来说，建议尽早治疗，若不能及时治疗，待 12 岁以后可能会丧失双眼视觉功能。人的双眼视觉的初期建立时间是在出生后 4~6 个月，9 岁以前是反复使用时期，一般会达到正常水平。研究证明，斜视患者宜在 9 岁前接受手术，否则双眼视觉不能恢复，只能改善外观，起到美容的作用。

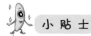

什么是双眼视觉功能？

视觉是很复杂的概念，它是使我们能感受到物体的大小、明暗、颜色、动静等有关的感觉功能。其中最主要的功能就是双眼视觉功能，即人的两只眼睛同时看到一个物品，两只眼睛能把看到的东西融合成为一个，这就叫双眼视觉功能。

有双眼视觉的人看 3D 电影才有身临其境的感觉，能边看电影边感受 3D 立体效果的魅力，并且日常生活中能够准确判断环境中各种物体之间前后左右的位置及距离。每个家长都想让孩子有个快乐的童年，有个光明的未来，但患有斜视的孩子不单单是看不了 3D 电影的效果这么简单，而且人生会缺乏很多乐趣。科学发达的今天，很多视觉带来的震撼孩子体会不到；和别人一起打篮球的时候，无法准确投篮；

不敢开车，因为没办法感知到前面车辆的远近；下雪的时候，欣赏不了雪花的美丽，因为看不出雪花的三维效果；更不用说以后不能从事各种精细的工作。所以，孩子有斜视问题，一定要及早到正规医院进行治疗。

斜视需要配镜还是手术，傻傻分不清楚？

大部分斜视是需要手术治疗的，斜视手术是对眼部肌肉的调整，一般不会影响视力。一部分患儿的斜视不严重，只需要戴上远视眼镜便可矫正，另外小度数的斜视也可以通过戴三棱镜来进行治疗。至于手术还是不手术，需要去正规医院找医生检查，评估眼睛的各种情况才能决定。

一般来说，先看孩子是不是斜视合并弱视，有弱视先治疗弱视，弱视的治疗通常是先去医院散大瞳孔，再佩戴合适的矫正眼镜；或者进行眼罩遮盖训练、正位视训练等，这些方法都是先使孩子双眼视力平衡再去矫正偏斜的眼睛位置，这样可使手术矫正更精准。

弱视、斜视常见问题你问我答

孩子接受治疗是否可以 100% 痊愈呢？之后还会不会再复发？

弱视、斜视和其他任何疾病一样都没 100% 痊愈率，即使治愈后也有一部分患者会复发，所以建议患者定期到门诊复查。

弱视、斜视的高发人群是儿童吗？它们属于遗传病吗？

弱视、斜视都是与双眼视觉发育有关的疾病，主要发生于儿童，这种疾病有一定的遗传性，但目前遗传规律不明晰。如果父母或同胞姐姐、哥哥患有弱视或斜视，则该儿童患弱视、斜视的概率较高，应尽早到正规医疗机构筛查，门诊上经常碰到一个家庭所有孩子都患弱视、斜视的情况。

大多数弱视、斜视的治疗都需要戴眼镜，孩子的眼镜长大后能摘掉吗？

家长大多不愿自己的孩子戴眼镜，也很关心孩子的眼镜能否随着年龄的增大而摘掉。眼镜能否摘掉要看孩子将来的发育情况，有部分孩子是可以摘掉的，但家长一定要让孩子在医生的指导下摘镜。

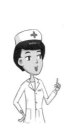

眼表问题篇

干眼症，熟悉的"陌生人"

随着各类电子产品的发展和普及，人们对电子产品使用的频率和依赖性越来越高，长期使用电子产品导致现在干眼症患病率居高不下，层出不穷的网红眼药水让干眼症活跃在大众视野里。但是你真正了解干眼症吗？下面将带大家了解干眼症这个熟悉的"陌生人"。

干眼症是指任何原因造成的泪液质、量的异常或者动力学异常，导致泪膜稳定性下降，并伴有眼部不适或眼表组织病变特征的多种疾病的总称。

你能想象我国的干眼症有多高发吗？发病率在21%~30%！其中，中老年人、长期使用电脑的人、长期熬夜的人、长期使用滴眼液的人是高发人群。

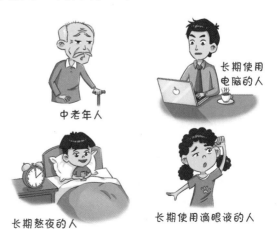

中老年人

长期使用电脑的人

长期熬夜的人

长期使用滴眼液的人

很多原因都会导致干眼症，例如，年龄越大的人得干眼症概率越大；居住或者工作的环境干燥、有不良的生活习惯等都可能诱发干眼症；眼睛其他疾病也可能导致干眼症。

雾霾和干眼的纠缠

雾霾对眼睛的损害有证可依！

例证一：每遇到雾霾天气，骑着电动车去上班，感觉眼睛"辣"得睁不开，还不停地流眼泪。

例证二：空气不好时，眼睛会发红、出现血丝，偶尔还觉得痒，总想用手去揉。

例证三：尤其是戴美瞳的我们，雾霾天苦不堪言……

什么是雾霾？

雾霾是雾和霾的组合词。中国不少地区将霾并入雾一起作为灾害性天气现象进行预警预报，统称为"雾霾天气"。PM2.5是指大气中直径小于或等于2.5微米的颗粒物，也称为可吸入颗粒物，被认为是造成雾霾天气的"元凶"。

大家都知道雾霾对呼吸系统可造成一定的伤害，殊不知雾霾对眼睛的影响也不容忽视！

为什么雾霾天容易出现干眼症、眼疲劳？

雾霾中含有大量的硫化物和酸性物质等，这些都会刺激眼表，出现干痒、异物感、睁眼困难。雾霾天戴隐形眼镜更是雪上加霜，佩戴时泪液的流动性变差，粉尘和颗粒物无法被泪液冲刷，容易集聚于结膜，导致眼睛过敏或感染，造成眼部红肿、干痒等不适，磨损角膜，增加重度感染风险。

雾霾天气温馨提示

（1）雾霾天气尽量减少外出活动，在房间内应关闭门窗，避免室内环境受到污染。可以选择中午阳光比较充足、空气中污染物较少的时候短时间开窗通风。外出时佩戴口罩和防护眼镜。

（2）雾霾天气不建议戴隐形眼镜。

（3）劳逸结合，生活作息规律，减少熬夜。使用电子产品期间有意识主动眨眼，保持眼球湿润。出现不适症状时可以闭眼转动眼球，增加泪液积聚，让泪液发挥"清洁工"的作用，冲刷附在眼球表面上的粉尘和颗粒物。

（4）平时多饮水，多吃富含维生素的食物，如豆制品、鱼、牛奶、核桃、大白菜、空心菜、西红柿及新鲜水果等。

（5）对于干眼症或有眼部刺激等症状者，可以使用不含防腐剂的人工泪液，以增加水分，清洁和平衡眼表环境。

（6）若出现严重流泪、眼睛有脓性分泌物，总是畏光、视力下降等情况，以及通过闭目养神无法缓解者，应及时到医院就诊。

糖尿病也与干眼症相关？

糖尿病也与干眼症有关系吗？

答案是肯定的，并且糖尿病患者更容易患干眼症。

糖尿病本身不可怕，可怕之处在于它所引起的并发症，常见的发病部位有心、脑、肾和眼。糖尿病眼部并发症以视网膜病变为主，是引起失明的主要原因。然而，最新的研究表明，还有一种容易被忽视的眼部并发症——干眼症。

因此，糖网筛查加干眼症评估应成为糖尿病患者眼科检查"标配"。

目前糖尿病患者的眼科检查以视网膜病变筛查为重点，而干眼症尚未得到重视。虽然干眼症听起来相对无害，但其引发的症状可能令人苦恼，包括畏光、流泪、刺痛、灼热、发干、发涩、发痒、沙砾感、视力模糊、视疲劳、角膜溃疡等，甚至可导致失明，影响患者整体生活质量。

所以，糖尿病患者应积极治疗糖尿病，严格控制血糖，包括合理饮食、合理用药、规律锻炼、规律监测血糖水平、定期体检、规律作息，以预防或缓解干眼症。

把干眼症扼杀在摇篮里

不要傻傻以为得了干眼症，就只是眼睛干涩，没什么大不了的。那你就大错特错了，除了上面提到的症状外，干眼症还会畏光、眼睛瘙痒、容易疲劳、有异物感等症状。等到疾病降临到自己身上时，后悔都来不及，所以按照下面总结的几点来保护眼睛，把干眼症扼杀在摇篮里。

勤眨眼。人正常情况下每分钟眨眼 15~20 次，看电脑、手机时间长，你眨眼次数就减少，导致泪水量减少，所以平时要主动眨眼睛，保持眼球湿润。

热敷眼睛。每天花 10 分钟用干净的热毛巾敷眼睛，能疏通堵塞的腺体，这样可以保证泪水在你眼睛停留时间长，不会被快速蒸发。

用眼劳逸结合。干眼症患者日常要注意健康用眼，减少手机、电脑等电子设备的使用时长和频率。用眼 30 分钟左右就应适度休息，如果感到眼部不适，不要用手直接揉眼睛，可上下左右转动眼睛或者远眺，闭目养神可有效缓解眼睛不适感。

尽量少戴隐形眼镜。长时间佩戴隐形眼镜，会使泪液分泌减少。隐形眼镜含的水分就是从眼睛获得的，戴过隐形眼镜的人都会有眼睛时常干涩的感受。

食补攻略。需要长期对着电脑工作的人，可以多吃一些新鲜的蔬菜和水果，可以预防眼睛干涩和夜盲症等。

　　改善居住和工作环境。如果工作或居住环境比较干燥，可以使用加湿器。天干物燥，小心干眼。

　　睑板腺按摩。学会了睑板腺按摩，自己在家也能缓解干眼烦恼。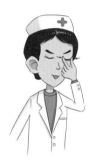

　　按摩方法如下：

　　（1）热敷后，轻轻闭上双眼，用拇指和食指放在左眼上眼皮的内眦和外眦上，分别向中间用力。

　　（2）使睑板呈弓形，同时施加一个向下的力，对上眼睑进行轻柔按压。不要用力过度！

　　参照上眼睑按压方式，用同样的方法，对下眼睑进行轻柔按压，右眼的按摩方法同左眼。

手机刷不停，小心霰粒肿

如今我们与手机已经形影不离，熬夜看剧、刷视频、打游戏，殊不知，这"惬意生活"有可能被霰粒肿"盯上"。

霰粒肿又称"针眼"，是因在睑板腺排出管道阻塞和分泌物潴留的基础上而形成的睑板腺的慢性炎性肉芽肿，又称睑板腺囊肿。该病病程进展缓慢，尤其是在生活饮食不规律时可反复发生。霰粒肿一般并无明显症状，无疼痛感，有时仅有沉重感，可因有肿块压迫引起暂时性散光，或结膜面破溃而引起异物感。有的向皮肤表面隆起，有的向内侧结膜面生长，有的会出现表面破溃，肉芽组织增生。

早期的霰粒肿，可通过热敷和局部滴抗生素眼药水治疗，促进消散吸收。小的囊肿无须治疗，大的囊肿也无须紧张，可到正规医院接受手术治疗。如果是老年患者，眼睑出现迅速增大的硬结，须到正规医院就诊，排除睑板腺癌的可能。

小贴士

科学预防霰粒肿

科学饮食，荤素搭配；避免长时间看手机、电视；作息规律，睡眠充足；加强锻炼，增强免疫力。

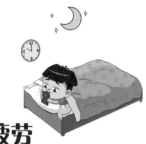

合理用眼，远离视疲劳

忙碌了一天的你，回到家后，是不是就想舒舒服服地躺在床上，追剧、刷视频、逛网页？不去想那些烦心的事，没有任何人打扰！的确，这简直是人生一大快事！但快乐的时光总是短暂的，一不留神，三四个小时就眨眼之间没了！没了！你揉揉眼睛，好干、好痒啊……

现今，人们对手机的依赖程度简直是形影不离！真是对它又爱又恨！而临床上，视疲劳发生率也在直线上升！

引起视疲劳的原因有很多，其原因主要包括环境因素和个体因素。环境因素，用眼时光照不足或过强，如晚上关灯玩手机；个体因素，如长时间用眼等。

发生视疲劳，眼睛有什么症状呢？

眼睛主要症状表现为视物模糊、眼睛干涩、眼球及眼眶周围疼痛、流泪等，甚至会出现头晕等不适症状；本身有近视的人，还会导致近视加深、注意力不集中等，严重影响学习与工作效率。

视疲劳的治疗方法

治疗视疲劳的方法主要有非药物治疗和药物治疗两大类。

非药物治疗的内容有：

（1）正确的坐姿和用眼距离。科学的坐姿和距离能很大程度减少视疲劳的发生。长时间学习或办公时，保持眼睛与电脑或手机屏幕之间的距离在 50~70 厘米，使眼睛保持平视或者略低于水平位置 10~20 厘米，眼睛平视或往下看的时候，可以使眼睛暴露在空气中的面积减少，减少水分蒸发，眼睛可以得到泪液滋润，适当减轻眼睛干涩和不适感。

（2）避免长时间用眼。避免过度用眼、保证规律的作息，可以充分缓解过度用眼带来的不适；每次用眼时间尽量保持在 30 分钟左右，休息 3~5 分钟，休息期间可以做一下眼保健操、眺望远方、闭目养神或看绿色植物等护眼小妙招，放松眼部肌肉，眼睛可以得到很好的放松。

（3）平衡饮食。营养均衡，不挑食，多吃富含维生素、胡萝卜素的蔬菜、水果和动物肝脏等食物，例如胡萝卜、菠菜、番茄、西蓝花、葡萄、草莓、桑葚等。

药物治疗的内容有：

（1）人工泪液类滴眼液。人工泪液的成分就像人体自身分泌的眼泪一样，具有保湿、润滑的作用，适当应用人工泪液，可以有效防止眼睛干涩等。此类药物主要有玻璃酸钠滴眼液、维生素 A 棕榈酸酯眼用凝胶等，但要严格按照说明书或遵医嘱执行。

（2）改善眼睫状肌功能类滴眼液。如七叶洋地黄双苷滴眼液，主要成分为洋地黄苷和七叶亭苷类血管活性药物，可改善睫状肌血液循环，可有效缓解视疲劳。

非单剂量包装的滴眼液大多含有防腐剂，长期使用会对角膜等造成毒性。因此，出现视疲劳症状时，建议及时到正规医院就诊，在医师或药师的指导下正确使用滴眼液。

小小眨眼学问大，原因背后有说法

眨眼是一种正常的生理反射动作，眨眼对眼睛是有好处的，当眼睛眨动的时候，将分泌的泪液均匀地涂布于眼球表面，可以冲刷眼表的灰尘，对角膜、结膜起到湿润、营养作用。我们的泪液蒸发快，湿润作用保持度低，所以眨眼次数频繁。眨眼还起到保护眼睛的作用，当有小虫子或小石子靠近，眼睛会自动闭上，防止其伤害眼球。有时候光线过强，瞬间闭眼可以阻断光线，减少对眼部的刺激，让眼睛得到保护。

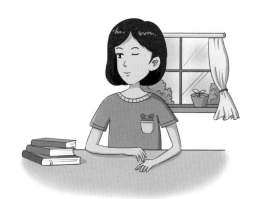

什么情况下会眨眼？

（1）外来刺激引起眨眼。外来刺激引起的眨眼主要包括强光刺激、沙尘刺激等，有的孩子喜欢盯着太阳或者电焊时喷溅的火花看，长时间注视后，眼睛便会产生不舒适感，如果孩子是因为这样而出现短暂经常性眨眼，注意休息就会缓解，但是一旦出现眼部分泌物增多，眼睛红肿，请尽快就医。

（2）身体结构性刺激引起眨眼。身体结构性刺激引起的眨眼主要是指倒睫，多见于肥胖性或者单眼皮儿童，由于小脸太胖，睫毛会向内卷入，每次眨眼都会反复摩擦角膜，导致孩子频繁眨眼、揉眼，严重时可累及角膜。所以，家长看到孩子频繁眨眼时要仔细观察睫毛是不是向眼球方向倾斜、接触眼球，检查之前记得先洗手。如果真的发现有倒睫，到医院进一步检查、治疗。

（3）结膜炎症引起眨眼。结膜炎症，一般伴随着眼红、分泌物增多、畏光、流泪等症状，这时可以在医生的指导下使用一些抗炎眼药水。如细菌性感染，可用抗生素滴眼液，病毒性炎症可用抗病毒滴眼液。一旦发现有炎症，应及时到医院检查。

（4）视疲劳引起眨眼。视疲劳比较多见，长时间盯着电子设备屏幕，而且画面的刺激性会使视觉中枢平衡失调，更引起频繁眨眼，这也是临床最常见的原因。上网课的孩子们看电视或手机时间增多，可导致频繁眨眼发生。

（5）其他疾病引起的眨眼。如果孩子频繁眨眼同时伴随着身体的抖动，如面部痉挛，肩膀、腹部肌肉抽动，不自主地发出声音，这种情况虽少见，但出现症状时千万不要大意，这有可能是儿童抽动症。它一般在3~15岁发病，及时就医才能获得良好的治疗。

虽然孩子眨眼大多数都是反射性地自我保护，但有些眨眼只需要密切注意，如外来物的刺激。家长应注意观察孩子，如症状较轻，注意休息就可以了，但是一旦涉及炎症疾病或其他并发疾病，应尽快就医。由于看电视、手机时间较长而引起的频繁眨眼，可滴用玻璃酸钠类人工泪滴眼剂并减少接触电视或手机时间，频繁眨眼现象就会消失。虽然可能复发，但也不必紧张，随着孩子的年龄增大，视觉发育日趋成熟，频繁眨眼就会减轻。

网红眼药水真的名副其实吗?

刷爆网络的网红眼药水，真的靠谱吗？看着卖家天花乱坠的宣传文案，你是不是很心动，是不是很想赶紧囤一些？那接下来教你一个省钱的小妙招——不要买。

为什么不能买？

（1）这些眼药水主要模仿人体的泪液，也叫人工泪液，主要是滋润眼睛，但是它缺少对眼睛有益的其他重要成分。

（2）人工泪液通常会有防腐剂，这对眼睛是有毒性的，经常使用这种人工泪液，眼睛想对你说：求放过！

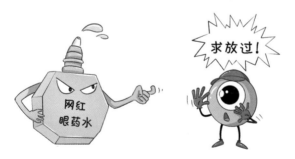

长期使用人工泪液会产生依赖性，而且使用的次数过多，会干扰人体正常分泌的泪液，反而加重干眼症，建议一天使用人工泪液不超过 6 次。建议大家，用哪种眼药水，一天几次，都要去正规医院咨询医生，根据你干眼症严重程度，选择最适合、最安全的眼药水。

点眼药水，你真的会吗？

随着我们面对电子产品时间越来越长，我们的眼睛偶尔会有些不适，随手买瓶眼药缓解一下也是常事。可是，你真的会点眼药水吗？接下来，先说几个点眼药水最常见的误区。快来看看你有没有中招吧。

常见的点眼药水误区

（1）多多益善。有些朋友，总觉得点一滴不够用，于是两三滴地往眼睛里面点，总觉得多点一点效果就会更好。但是由于结膜囊容积有限，且远小于一滴眼药水的体积，所以点得再多，也只是流出来而已。不仅如此，点的太多还有可能导致眼药水沿泪道进入口腔，增加不适感。

（2）越近越好。有些朋友点眼药水总觉得点不进去，于是贴得越来越近，恨不得贴在眼睛上，这种行为是错误的。眼睑与睫毛长期暴露在空气中，有常居菌群，一旦瓶口接触到了，就会污染一整瓶眼药水。

（3）眼药水不点到角膜上怎么会有用？角膜感觉灵敏，药物不可直接点在角膜上，不然会引起不适。

（4）点完用力闭眼，担心流出来。其实，结膜囊的容积是一定的，所以点完眼药水有部分眼药水随着眨眼流出，是正常的，用力闭眼不仅无法避免眼药流出，反而会加剧这种现象的发生。

（5）不管打开多久，没过期就能用。很多人都觉得眼药水没过期就能用，其实这种想法是大错特错的，眼药水的有效期指的是在未开启状态下的保存时间，打开之后最多只能使用28天，再久就极易滋生细菌。

如何正确点眼药水

（1）彻底清洗双手，保证卫生。

（2）检查眼药水的名称，保证在有效期内且打开时间不超过1个月；检查药水的质量，无混浊沉淀及絮状物。临床上有很多把别的药水错当成眼药水使用导致失明的惨痛案例，所以，在使用前请仔细检查。

（3）选择舒适的体位，选择坐位时，头稍向后仰。

（4）用清洁的棉签拭去眼周的分泌物。

（5）用棉签或清洗干净的手，把下眼皮轻轻向下牵拉，眼球向上转动，手持眼药水在距眼1~2厘米处，滴一滴至下结膜囊内。

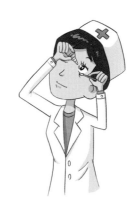

（6）点眼后，闭眼休息，用棉签或清洗干净的手指压迫泪囊（内眼角根部）2~3分钟，防止药液流入鼻腔被吸收后产生毒性反应。儿童点眼时，更应该特别注意这一点。

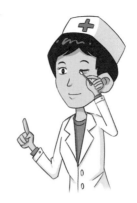

（7）同时滴入多种眼药水时，应间隔 5~10 分钟。

（8）部分特殊眼药水应按照说明书放置在冰箱保存。

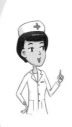

眼眶
问题篇

怒目圆睁，有可能是患了这种眼病

"怒目圆睁"是形容人愤怒的表情，指人生气时眼睛瞪得又大又圆。然而，有种眼科疾病看起来就是这个表情，那就是甲状腺相关眼病。

什么是甲状腺相关眼病？

甲状腺相关眼病（TAO）是一种自身免疫性疾病，与甲状腺疾病密切相关。自身免疫疾病简单来说，就是人体自身本来用来抵御外来"物种"入侵的免疫细胞，却对自身甲状腺发起攻击，当甲状腺受到攻击，就会引起甲状腺功能紊乱，即甲状腺功能异常，临床上可分为甲状腺功能亢进（甲亢）、甲状腺功能正常、甲状腺功能减退（甲减）三种类型；当眼部组织受到免疫细胞攻击时，就会引起一系列眼病，即甲状腺相关眼病。在成年人眼眶疾病中，甲状腺相关性眼病的发病率位居第一。

甲状腺相关性眼病突眼是发生甲状腺功能亢进时出现的一种最典型、常见的症状。甲亢突眼主要是因为甲状腺激素的过量作用而导致交感神经兴奋，使眼外肌和提上睑肌张力增高，进而眼肌及眼球后组织发生炎症和水肿，致使眼球从眼窝中突出。由此可见，甲状腺眼病所导致的是"眼突"而不是"眼睛变大"。

甲状腺相关眼病是怎么引起的呢？

目前较集中的观点认为，球后组织促甲状腺素受体的异常表达是甲状腺相关眼病发病的重要因素。但病因至今尚未完全揭示清楚，治疗多从减轻症状入手。

为什么他看起来一直在生气？

患有甲状腺相关眼病的人由于疾病原因眼球一直处于外突状态，所以给别人一种错觉：他在生我的气吗？事实上，甲状腺相关眼病的患者也很无辜，他们的内心活动和外在面部表情并不完全相关。

怎样及早识别甲状腺相关眼病呢？

全身性不适症状有乏力、疲劳、爱犯困；总感觉冷；记忆力下降；情绪低落；体重增加；皮肤干燥、指甲变脆；时常便秘；手足发紧、发胀；颈部肿胀；心跳变慢；女性月经量大或月经不调。

眼部症状早期表现有结膜水肿、眼眶周围会出现红斑、眼眶炎症等，感觉眼睛干涩、异物感、畏光，并伴有眼睑退缩、复视，以及眼球疼痛等。疾病早期，症状一般比较轻微，经过休息和治疗后可以恢复正常。

如果眼部症状不加控制，没有得到及时、有效的干预，眼部症状会呈不可逆性加重，进而出现眼球明显突出、眼球运动障碍、复视、视神经萎缩、视功能受损等，严重者甚至导致失明。

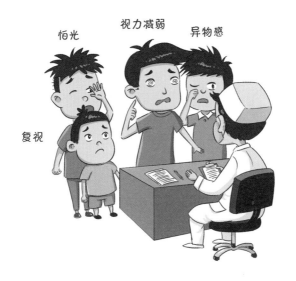

具体的眼部表现有：

（1）眼睑征。眼睑征是 TAO 的重要体征，主要有眼睑退缩和上睑迟滞，前者表现为睑裂开大，暴露部分巩膜；后者表现为眼球下转时上睑不能随之向下，暴露上方巩膜。

（2）眼球突出。多为双侧眼球突出，但可先后发病，病程早期多为轴性眼球突出，后期由于眼外肌的纤维化、挛缩，使眼球突出并固定在某一眼位，影响外观。有的患者甲亢控制后，眼球突出更加明显，临床上称为恶性突眼。

（3）复视及眼球运动障碍。TAO 导致的眼外肌病变，早期水肿，炎性细胞浸润，后期纤维化，多条肌肉受累，出现复视及眼球运动障碍。

（4）结膜和角膜病变。眶内软组织水肿，眶压增高致结膜水肿、充血，严重者结膜突出于睑裂之外。眼睑闭合不全发生暴露性角膜炎等。

（5）视神经病变。视神经病变是 TAO 的继发性改变，目前认为由于眶内水肿，眶压增高对视神经压迫，导致患者视力减退、视野缩小等。伴有甲亢的患者有全身症状，如性情急躁、脉搏加快、消瘦、食欲增加等。

和甲状腺相关眼病打一场持久战

甲状腺眼病的治疗很难一蹴而就，即使是手术，效果也不是立竿见影的。这是一个疾病延缓和复发的拉锯战，会给患者带来很大的心理压力。通常的治疗方案有四种。

（1）药物治疗。常用药物有糖皮质激素或者免疫抑制剂。近年来大家健康意识的提高，开始有了基本的医学常识，但是说起激素大家都一头雾水，糖皮质激素为什么在医疗上广泛应用？那是因为它能抗过敏、抗炎症，有增强机体对毒性的耐受性等作用。免疫抑制剂是使组织损伤得以减轻的一种物质。它具有免疫抑制作用，可抑制机体异常的免疫反应，目前广泛应用于器官移植抗排斥反应和自身免疫性疾病的治疗，而甲状腺相关眼病就是自身免疫性疾病。药物的不良反应较多，例如向心性肥胖、皮肤紫纹瘀斑、骨质疏松、自发性骨折、女性多毛症、月经紊乱、男性阳痿等，也可能出现肌无力、伤口愈合迟缓、焦虑、兴奋、抑郁、失眠等症状。

（2）眼睛局部治疗。为了预防暴露性角膜炎，白天用凝胶或人工泪液滴眼，晚上睡前用眼膏保护角膜。知道为什么要这样做吗？因为甲状腺相关眼病的患者眼睛闭合不全，眨眼睛次数减少。只有白天是这样吗？他们晚上睡觉时眼睛也是闭合不全，眼球暴露在空气中的时间长，造成他们眼睛异常干涩，必须靠眼药水缓解。

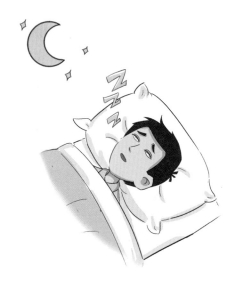

（3）放射治疗。放射治疗主要是为了抑制甲状腺功能亢进，延缓病情发展。放射对身体的伤害想必大家都不陌生。

（4）手术治疗。中重度的甲状腺相关眼病患者通常会采取手术治疗，常见手术方式有：眼眶减压术治疗；眼睑退缩手术治疗；眼肌手术治疗。

疾病没有发生在我们自己身上，很难做到感同身受，以后遇到这样"怒目圆睁"的患者，请多给他们一份关心和理解。

得了甲状腺相关眼病，我该怎么办？

> "你为什么瞪着我？"
>
> "你的眼睛好大，好奇怪啊！"
>
> "这个人看起来好凶哦！"
>
> 这是来自一位"大眼"患者的烦恼……
>
> 生活中，经常有这样的场景发生在甲状腺相关眼病患者身上，他们表示很委屈！

其实，甲状腺相关眼病如果得到及时的治疗，是可以避免这样的烦恼的，除了药物治疗，还应该注意以下几点。

保持好心情

大多甲状腺相关眼病患者由于眼球突出，而感到自卑、焦虑，有性情急躁、失眠、易怒等情绪反应，而情绪不稳定更容易加重病情。所以，要学会控制自己的情绪，家人和朋友也应给予安慰、鼓励，使患者树立信心，创造一个较好环境，保持良好心理状态、促进身心康复。

饮食这样吃

（1）甲亢的患者基础代谢率增高，脉搏快、消瘦、食欲增加，宜进食高蛋白、高热量、高维生素、易消化、清淡的食物，例如，豆制品、肉类等，多吃新鲜水果、蔬菜，少吃煎炸、辛辣刺激、含碘多的食物（如海鲜），不喝酒。

（2）睡前少饮水，睡眠时可垫高枕头，以减少眼部充血水肿。

生活有规律，起居有常

（1）劳逸结合。多休息、少阅读，不看电视、电脑，减少眼部刺激和视疲劳，可多听轻松音乐，对视力差、手足震颤者，可适当活动，注意安全，避免眼部碰伤。

（2）严格戒烟。吸烟被认为是导致甲状腺眼病发生和恶化的主要危险因素，不仅使眼病病情恶化，而且降低治疗效果、增加治疗风险。

眼睛这样保护

（1）眼球突出，眼睑闭合不全的患者，角膜暴露、干燥，容易引起角膜感染，可滴人工泪液、抗生素滴眼液，睡前涂眼膏，也可在睡前戴湿房镜以防止夜间角膜干燥，保护角膜。保持眼部及周围皮肤清洁，可用消炎眼药水清洁眼部及周围皮肤。

（2）当眼睛有异物感、刺痛或流泪时，不要用手直接揉搓眼睛，避免眼部感染。

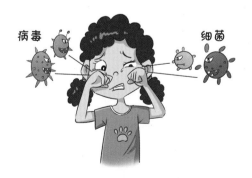

（3）眼痛、畏光流泪者应避免强光刺激，室内光线宜暗。减少外出，外出期间戴防护镜。防止光线刺激和灰尘、异物对眼睛的侵害，尤其是当遭遇强日光照射时，墨镜应成为随身必备品，症状严重者（如复视明显）还应佩戴眼罩。

（4）避免长时间使用电子产品，不在光线条件差的情况下长时间阅读，经常做眼球运动，放松眼部肌肉。

保持甲状腺功能稳定

（1）患者甲状腺功能处于异常时（包括甲亢和甲减），眼睛的患病率也显著升高，而甲功异常状态得到纠正后，眼病症状也能得以减轻。甲状腺治疗期间，按时按量服用糖皮质激素，不可突然自行停药，应在医生指导下逐渐减量。注意胃肠道反应，如胃痛、黑便，若有不适及时向医护人员报告。

（2）女性甲亢患者，不宜妊娠，哺乳期妇女停止哺乳。虽然甲状腺眼病的治疗并非一朝一夕的事，但是只要治疗及时、选对治疗方案，绝大多数患者可以获得良好的治疗效果，恢复原来的眼部外观和功能！但一定要到正规医院进行治疗，要有战胜疾病的信心！

可能致命的眼科急症——眼眶蜂窝织炎

> "医生，一开始我的眼睛只是有点红肿，我也没在意，顺手挤了一下，没想到现在肿得像个小包子！这好治吗？"

像上述患者所说的话，眼科医生经常听到，大多数人因为刚开始对眼表上火或者出的痘痘不以为意、私自处理用药，导致病情急速发展！如果未得到及时治疗，不仅会严重影响视力，甚至可能引起颅内并发症或败血症而威胁生命！

这就是眼科常见急症——眼眶蜂窝织炎！

眼眶蜂窝织炎是眶内软组织的急性、细菌性、感染性炎症，发病急剧，多见于抵抗力低下的儿童，也可见于免疫功能低下的成人。

主要病因多见于眶周围结构感染灶的眶内蔓延，常见来源鼻副窦、面部、手术后的感染，也有可能由急性传染病或败血症、菌血症而引起。眼眶外伤的异物滞留、眶内囊肿破裂也可诱发眼眶蜂窝织炎；其他眼眶周围感染来源包括口腔、牙齿、牙龈或颌面部感染。病原体多为金黄色葡萄球菌、溶血性链球菌，儿童则多见流感嗜血杆菌。

在生活中怎样辨别眼眶蜂窝织炎呢？

眼眶蜂窝织炎可分为眶隔前蜂窝织炎、眶隔后蜂窝织炎，眼眶蜂窝织炎可有感染性炎症的红、肿、热、痛的基础表现。

眶隔前蜂窝织炎病变表浅、反应较轻，以眼睑充血、水肿为主，患者痛感不明显，瞳孔及视力多不受影响，多无眼球运动障碍。

眶隔后蜂窝织炎临床症状严重，表现为眼球突出、眼睑高度水肿、球结膜充血，严重者球结膜突出于睑裂之外，眼球运动障碍甚至固定，睑裂闭合不全，出现暴露性角膜炎或角膜溃疡。

如果此阶段未得到及时治疗，炎症进一步发展，由于眶内高压和毒素的刺激作用，瞳孔对光的反应减弱，视力下降，甚至完全丧失，有明显的疼痛；炎症沿血液系统扩散可形成脓毒血症，伴有发热、恶心、呕吐、头痛等全身中毒症状。如果感染经眼上静脉蔓延至海绵窦可引起海绵窦血栓，患者出现烦躁不安、谵妄、昏迷、惊厥和脉搏减慢等神经系统症状，危及生命！

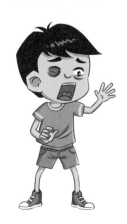

眼眶蜂窝织炎一经医生确诊，会立即给予全身足量抗生素控制炎症，眼部应用抗生素眼药保护角膜；待炎症化脓后，可在超声引导下抽吸脓液或切开引流！

眼眶蜂窝织炎发病急剧、凶险，但只要得到及时的正规治疗，预后良好。所以，一定要引起高度重视，尽早发现，立即到正规医院就诊，切勿私自处理，以免延误病情，造成视力不可逆的损伤！

面部三角区，痘痘不可随意挤

　　面部三角区，又称"危险三角区"，大多数人都知道，但不管是医生的警告还是数次新闻报道，始终没有引起部分人的重视："嗨，不就是一颗痘痘嘛，我天天挤，不是也没事？！"特别是一些女生，看见脸上长了一颗痘，不给挤出来，就浑身难受。很多患者就是因为起初的大意、自以为是，直到住院，才意识到事情的严重性！

　　在"面部危险三角区"挤痘痘，是十分危险的操作！

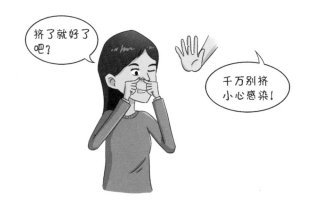

　　为什么叫"危险三角区"？

　　面部三角区，指的是两侧口角至鼻根连线所形成的三角形区域，它包括人的唇部、鼻子以及鼻翼两侧等主要面部区域。

面部三角区是公认的面部危险区域，这个区域血管丰富，口、鼻、咽、喉、眼等部位的感染都可以扩展到这里，而最严重的是这个区域有不少血管通向大脑，它们一旦损伤或感染，可以把细菌及其毒素传到脑部，发生脑膜炎或脑脓肿。

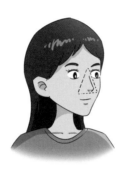

如果挤了会发生什么?

当面部发生炎症，尤其是在此三角区域内有感染时，一旦发生了并发症，通常可出现眼睑水肿，或结喉瘀血、眼球前突、外展受限、上睑下垂甚至视力障碍等症状，可能诱发眼眶蜂窝织炎!

如果在面部"危险三角区"出现感染，且出现眼睑水肿、全身寒战、发热、头痛等症状，表明可能出现了颅内感染，要立即到医院就诊!

"危险三角区"长了痘痘，该怎么处理呢?

由于面部油脂分泌旺盛，因此会经常出现痘痘、疖等病变，正确的做法是顺其自然，保持脸部清洁让痘痘自愈;如果是疖肿等感染性病变，要及时使用抗生素，等待其自然消退吸收，必要时切开引流，注意一定不能挤压，防止血液逆流造成感染向颅内扩散。

　　面部危险三角区，痘痘切勿搔抓、挤压及挑刺，哪怕是个小疖子，也不要用手去挤压，一旦引起感染扩散，后果不堪设想！本来只是一个微不足道的小痘痘，因为挤了一下，发生了脑膜炎，追悔莫及！

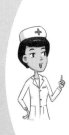

眼肿瘤问题篇

一场没有硝烟的眼睛保卫战

有位母亲曾说："我每次给孩子清洗义眼片后，我都要躲在屋里大哭一场。"到底是什么疾病让一位母亲这么痛苦，又是什么疾病让孩子失去了眼睛？

视网膜母细胞瘤是儿童最常见的眼内恶性肿瘤，常见于幼儿，2/3 的病例在 2 岁之前确诊，5 岁以上的儿童少见。视网膜母细胞瘤出现在发育中的视网膜，是一种独特的中枢神经系统癌症，不需要侵入性成像就可以发现。孩子病眼瞳孔区通常发白、发黄或者灯光下反光如"猫眼"一般，也可能出现斜视、眼球移位等其他症状。为什么说是眼睛保卫战呢？因为这个疾病经历过反复治疗之后仍有可能复发，这就需要家长摆正心态，做好和视网膜母细胞瘤打长期战役的准备。

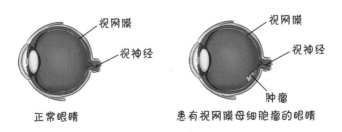

正常眼睛　　　　　患有视网膜母细胞瘤的眼睛

保命还是保眼，由你不由天

虽然视网膜母细胞瘤是癌症，但在当今世界中，视网膜母细胞瘤是治愈率最高的癌症之一。如果能及早发现和治疗孩子的视网膜母细胞瘤，那孩子存活率超过95%，然而一旦发生转移，孩子存活率低于50%。所以，家长千万不要听到癌症就放弃。

视网膜母细胞瘤的治疗重点是通过早期肿瘤的监测和预防挽救患儿生命，其次的目标是保眼，最后才是最大程度地恢复视力。我们能理解，所有的家长都难以接受孩子丧失眼球的事实，但是过度坚持保眼，会大大增加孩子丧失生命的风险。

以下是目前医院常用的治疗手段。

（1）首选全身化疗辅助局部治疗的方法。全身化疗是最常见的治疗方案，根据疾病的严重程度进行4~6个周期的治疗。

（2）眼部治疗包括激光光凝治疗、冷冻疗法、巩膜敷贴放疗、光动力疗法等，通常配合化疗进行，以巩固和加强化疗效果，也可单独用于体积较小的肿瘤，特别是化疗后的小肿瘤。

（3）眼动脉介入化疗，是将化疗药物直接注入眼睛，同时减少系统性危险。

（4）眼球摘除术是用于治疗视网膜母细胞瘤的一种常用而重要的疗法，对病情高度进展，病眼已无希望恢复有用视力，或者肿瘤可能向眼周围浸润，眼球摘除是恰当的选择。眼球摘除后植入义眼台已经是医生广泛采取的手术方式，义眼台的植入不仅可以填充眼窝，使双眼对称，改善面部畸形，更重要的是可以在一定程度上缓解眼球摘除后患者的心理压力。

化疗期间，孩子如何吃才能加强营养？

童童是个 3 岁的小朋友，因为爸爸偶然发现他的瞳孔泛白，赶紧带着他来医院检查。童童是不幸的，他被确诊为视网膜母细胞瘤；但他又是幸运的，幸亏父母发现及时，童童可以通过化疗控制肿瘤的生长和扩散，保住了眼球和生命。但是童童化疗期间，食欲减退，吃点东西就吐出来，童童父母很是着急，孩子不吃东西怎么办，营养跟不上，免疫力越来越差。

化疗期间孩子吃什么，如何吃才能保证营养均衡呢？

我们人体所需要的三大营养物质，分别是碳水化合物、脂肪和蛋白质，另外还需要水和一些微量元素，微量元素包括维生素、矿物质和纤维素。要做到营养均衡，这些营养每天都需要摄入，但是它们的重要程度是不同的。

摄入优质的蛋白质

对于化疗的孩子而言，蛋白质是不可或缺的。在肉类方面，优先选择鸡肉和鱼肉，不仅含蛋白质高，而且鱼肉肉质细嫩，容易消化。另外，酸奶和坚果也是不错的选择，可以当作孩子的零食。

少食多餐

因为化疗造成孩子恶心、呕吐及食欲减退的情况，我们可以让孩子每次吃饭不必过多，把三餐的量分成 5~6 顿吃完。另外，孩子如果呕吐，我们应该鼓励孩子多喝水，避免发生脱水现象。

让食物变得有趣

家长可以尝试把食物做成小动物或者其他可爱的形状，边给孩子讲故事，边让孩子吃饭，让孩子觉得吃饭有趣又新奇。

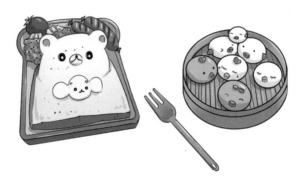

颜色越鲜艳的蔬菜，营养越丰富，如果孩子不愿意吃蔬菜，可以尝试搭配多种蔬菜，用搅拌机做成蔬菜汁。无论是双手还是蔬菜，孩子入口前都要清洗干净，接受化疗的孩子免疫力是很低的。

食物的各方面都要做到适宜

食物的气味要适宜，不应该有强烈刺激性气味；食物的温度要适宜，不宜过烫；食物的量要适宜，不要给孩子吃得过饱。

了解了这些，不知道对家长有没有启发，希望每位化疗期间与疾病做斗争的孩子和家长都知道：你们不孤单，我们和你们一起并肩作战，共同战胜病魔，愿孩子健康成长。

基因诊断为哪般?

童童诊断为视网膜母细胞瘤后,医生建议孩子做基因诊断,结果显示童童的视网膜母细胞瘤基因异常。医生便要求童童的父母以及童童1岁的妹妹做基因诊断,查看是否有遗传倾向,这样童童的妹妹能够做到早发现、早预防。

很多患有眼睛疾病新生儿的家长来医院就诊后,常常听到医生提到"基因诊断"这项技术,这么高大上的名词是不是让你一头雾水?那么什么是基因诊断,为什么要做基因诊断?

基因诊断的作用

患儿去医院住院治疗时,传统上是通过症状、血、尿以及影像学检查来诊断疾病的,而基因诊断是直接在基因水平上检测基因结构和表达是否正常的一种诊断方式。

基因诊断的优势

通过基因诊断能辅助患儿疾病的诊断和制订个性化治疗方案。

另外,基因诊断能帮助判断哪些疾病是因为遗传因素引起的,哪些疾病是由非遗传因素引起的。

最后,能够针对异常的基因进行靶向治疗,为患儿提供更精准的治疗。

是美人痣还是眼部毒瘤?

53岁的王阿姨,平时特别注重保养,有一天突然发现下眼睑处长了个美人痣,把她乐坏了。但是这痣越长越大,还伴有皮肤凸起,1周内长得如豌豆一样大小,邻居家人都劝她到医院检查,这一检查可不得了,医生说是眼睑肿瘤。

什么是眼睑肿瘤呢?眼睑部位生长的凸起部分称眼睑肿瘤,分为良性肿瘤和恶性肿瘤。一般情况下良性肿瘤多见,对身体并不会造成很大的危害,虽然对外在形象会造成影响,但身体整个状态良好,未出现乏力、消瘦、发热、体重下降等情况者良性较多见。

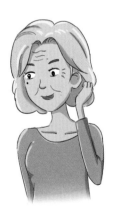

当肿瘤增长速度过快或有多个凸起甚至钙化时就可能有恶性的变化,应该尽早去医院排查并进行治疗。眼睑恶性肿

瘤常见于老年人，较多见的几个类型有睑板腺癌、眼睑基底细胞癌、恶性黑色素瘤、鳞状细胞癌。

恶性眼睑肿瘤，根据肿瘤生长部位、病理分型、病变范围不同采取不一样的治疗方案。治疗方法主要有手术切除、激光治疗、冷冻治疗、放射治疗等，眼睑部肿瘤一般不做化疗。各种疗法的适用范围如下：

（1）激光治疗对眼睑部恶性肿瘤有一定疗效。

（2）病灶较小、浸润不深的肿瘤一般选择冷冻治疗，常用于眼睑基底细胞癌和鳞状细胞癌，效果较佳。

（3）肿瘤不大，如较局限眼睑基底细胞癌和鳞状细胞癌、眼睑恶性黑色素瘤、睑板腺癌，常选择手术切除。

（4）病变较广的鳞状细胞癌和眼睑基底细胞癌，应考虑放疗，使病灶局限后再选择手术切除。